AF347703

पशु प्रजनन, प्रसूति व मादा रोग विज्ञान एवं कृत्रिम गर्भधान

डॉ. एस. एन. शुक्ला

डॉ. शिविका चौकसे

डॉ. प्रियरंजन कुमार

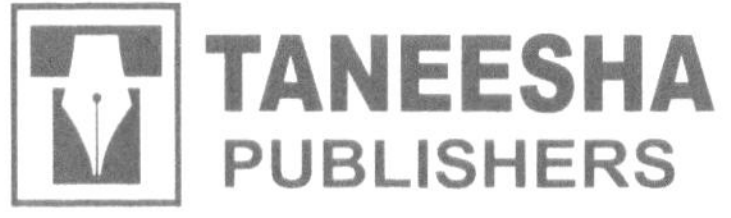

TANEESHA PUBLISHERS

Title   : Pashu Prajann, Prasuti Mada Rog Vigyan evm Kritrim Garbhadhan

Author : Dr. S. N. Shukla, Dr. Shivika Chouksey, Dr. Priyaranjan Kumar

Edition : First (December, 2024)

ISBN   : 9789348037329

Copyright © 2024, All Rights Reserved by Author

Published by

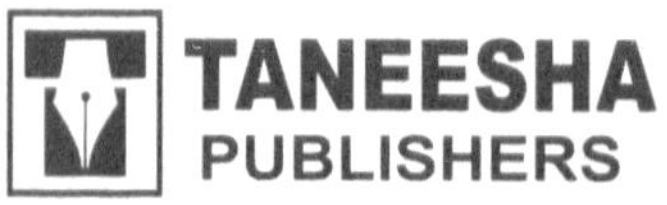

Regd. Add.: 254, Khuriyakhatta No. 10, Bindukhatta,
Lalkuan, Nainital - 262402, Uttarakhand, India
Website : www.taneeshapublishers.in
E-mail : taneeshapublishers@gmail.com
Phone : +91 845481 2712, +91 976041 7980

Printed by :
Manipal Technologies Limited, Bengaluru - 560001, Karnataka

COPYRIGHT NOTICE & PUBLISHER DISCLAIMER

Copyright rights of this book including compositions, descriptions, statements, opinions included in this book are reserved by the author, so no any part of this book shall be reproduced partially electronic or mechanical (including film, serial, photographic, without the written permission of the author Recording, any newspaper, magazine, literary portal news portal, blog or translation into another language) in any manner whatsoever without written permission from the author, except in the case of brief quotations embodied in critical articles and reviews. If a person or institution attempts to do so, they will be responsible for the legal action.

Disclaimer : This book has been published with all efforts taken to make the material error-free after the consent of the author. However, the author and the publisher do not assume and hereby disclaim any liability to any party for any loss, damage, or disruption caused by errors or omissions, whether such errors or omissions result from negligence, or any other cause. While every effort has been made to avoid any mistake or omission, this publication is being sold on the condition and understanding that neither the author nor the publishers or printers would be liable in any manner to any person by reason of any mistake or omission in this publication or for any action taken or omitted to be taken or advice rendered or accepted on the basis of this work. For any defect in printing or binding, the publisher will be liable only to replace the defective copy by another copy of this book then available through the same seller or distributor where purchased it.

दो शब्द लेखकों की ओर से...

भारत एक कृषि प्रधान देश है, जिसमें पशु पालन की महत्वपूर्ण भूमिका है। पशुपालन लघु, सीमांत एवं भूमिहीन ग्रामीणों की जीविका का एक प्रमुख साधन है, इस हेतु पशुपालकों द्वारा वैज्ञानिक विधियों का उपयोग करके पशु उत्पादन के क्षेत्र में भी प्रगति की है। जिसके परिणामस्वरूप श्वेत क्रांति में महत्वपूर्ण योगदान हुआ है। पशुओं की कुल उत्पादन क्षमता इस बात पर निर्भर करती है कि वह अपने जीवन काल में कितने ब्यात देती है। अतः पशु प्रजनन का पशु उत्पादन में बहुत ही महत्वपूर्ण योगदान है। आज पशु के उन्नत नस्ल की अपेक्षा की जाती है इसलिए यह आवश्यक हो गया है कि पशुपालक पशु प्रजनन की महत्वपूर्ण विधियों जैसे कि सही समय पर पशु के गर्मी की पहचान, सही समय पर कृत्रिम गर्भाधान, बांझपन आदि के बारे में सही जानकारी प्राप्त कर अधिक से अधिक उत्पादन कर सकें एवं पशुओं की संख्या में वृद्धि कर सकें।

भारत में पशुओं की संख्या विश्व में सबसे अधिक है परन्तु पशु संख्या की तुलना में उत्पादन काफी कम है। इसका मुख्य कारण पशुपालकों में पशु प्रजनन की सामान्य जानकारी का अभाव है, जिसके कारण पशुओं में वयस्क अवस्था का देर से आना, शांत मदकाल, बांझपन, कृत्रिम गर्भाधान की समस्या, मदकाल की पहचान, गाभिन पशुओं एवं ब्यात् पश्चात् पशु प्रबंधन की सामान्य जानकारी न होने के कारण पशुओं में दो ब्यात् अन्तराल का समय अधिक होने से पशुपालकों को धन हानि उठानी पड़ती है। छात्रों, पशुपालकों द्वारा पशु प्रजनन प्रबंधन हेतु वैज्ञानिक विधियों का किस प्रकार उपयोग किया जाये, इस हेतु एक सामान्य जानकारी इस संकलन में प्रस्तुत की गयी है। आशा है कि छात्र, पशुपालक, पशु प्रबंधक

एवं पशुपालन से जुड़े सभी लोग यहाँ दी गयी जानकारी से उत्तम पशु प्रजनन फलस्वरूप अधिक से अधिक पशु उत्पादन करके लाभान्वित हो सकेगें तथा प्रदेश एवं देश का पशु उत्पादन बढ़ाने में अपना योगदान दे सकेगें।

अनुक्रमणिका

मादा पशुओं के प्रजनन अंगो की जानकारी

मादा प्रजनन पथ की प्रमुख संरचनाओं में अंडाशय (मादा गोनाड), डिंबवाहिकाएं, गर्भाशय, गर्भाशय ग्रीवा, योनि और बाहरी जननांग शामिल हैं। जैसा कि आप अध्याय में आगे देखेंगे, प्रत्येक इन अंगों को उन घटकों में विभाजित किया जा सकता है जो विशिष्ट शारीरिक क्षेत्रों का प्रतिनिधित्व करते हैं। इन घटकों के आमतौर पर विशिष्ट नाम होते हैं। सभी घरेलू प्रजातियों में, प्रजनन पथ सीधे मलाशय के नीचे स्थित होता है और इसे रेक्टोजेनिटल थैली द्वारा अलग किया जाता है।

मादा प्रजनन अंगः

मादा प्रजनन अंगो को प्रमुखतः दो प्रकारों से विभाजित किया गया है।

क. आंतरिक मादा प्रजनन अंग – ग्रीवा

ख. बाह्य मादा प्रजनन अंग – योनि, मादा प्रजनन तंत्र

अंडाषय :–

- ये दो जोड़ो में पाये जाते हैं। इनका मुख्य कार्य अंडाणुओं तथा हार्मोन एस्ट्रोजन व प्रोजेस्टेरोन का उत्पादन करना है।

- अंडाशय एक अंडाकार अपेक्षाकृत घनी संरचना है, जिसके प्राथमिक कार्य मादा युग्मक (ओवा) और हार्मोन एस्ट्रोजन और प्रोजेस्टेरोन का उत्पादन करना है। कॉर्पस ल्यूटियम ऑक्सीटोसिन, रिलैक्सिन, इनहिबिन और एक्टिविन का भी उत्पादन करता है। अंडाशय एक बाहरी संयोजी ऊतक सतह से बना होता है जिसे ट्यूनिका एल्बुजिनिया कहा जाता है। ट्यूनिका एल्बुजिनिया क्यूबाइडल कोशिकाओं की एक परत से ढका होता है जिसे जर्मिनल

एपिथेलियम कहा जाता है। इस परत का जनन कोशिकाओं के उत्पादन से संबंधित कोई कार्य नहीं है। ट्यूनिका एल्बुजिनिया के नीचे एक क्षेत्र है जिसे डिम्बग्रंथि प्रांतस्था कहा जाता है। आम तौर पर डिम्बग्रंथि प्रांतस्था में अपरिपक्व अंडो या ववबलजमे की आबादी होती है। ववबलजमे के आसपास की कोशिकाएं विकसित होंगी और रोम का उत्पादन करेंगी जो परिपक्व होंगी और अंततः ओव्यूलेट होंगी। डिम्बग्रंथि प्रांतस्था में कार्यात्मक कॉर्पस ल्यूटियम और पतित कॉर्पोरा ल्यूटिया भी होता है

- कॉर्पोरा ल्यूटिया ("पीले शरीर") अपेक्षाकृत बड़े और विशिष्ट संरचनाएं हैं जो प्रोजेस्टेरोन का उत्पादन करती हैं। कॉर्पोरा अल्बिकन्स को अधिकांश प्रजातियों के अंडाशय पर आसानी से देखा जा सकता है। शब्द "अल्बिकन्स", "अल्बिनो" से लिया गया है, जिसका अर्थ है एक सफेद रंग। कॉर्पोरा अल्बिकन्स सफेद, निशान जैसी संरचनाओं के रूप में दिखाई देते हैं और पिछले एस्ट्रस चक्रों से अधः पतन के विभिन्न चरणों में कॉर्पोरा ल्यूटिया का प्रतिनिधित्व करते हैं। उनकी सफेद उपस्थिति संयोजी ऊतक (जो एक कण्डरा की तरह सफेद दिखाई देती है) के स्रावी ऊतक के बढ़ते अनुपात के कारण होती है। इस प्रकार, जैसा ही कॉर्पोरा ल्यूटिया पतित होता है, यह एक नारंगी व पीले रंग की संरचना से एक सफेद निशान जैसी संरचना में क्रमिक रंग संक्रमण से गुजरता है।

- अधिकांश मादाओं के अंडाशय अपेक्षाकृत घने, टर्जिड संरचनाएं हैं मलाशय (गाय, घोड़ी, ऊंट) में हाथ डालने से, अंडाशय को पथ के कपाल भाग में सावधानीपूर्वक हेरफेर करके निकट पहचान किया जा सकता है। अंडाशय पर विभिन्न संरचनाओं (कॉर्पोरा ल्यूटिया या

रोम) की पहचान करके डिम्बग्रंथि कार्यात्मक स्थिति का निर्धारण किया जा सकता है।

अंडवाहनी :–

अंडवाहनी के मुख्यतः तीन भाग होते हैं इनफंडीबुलम, एम्पुला एवं इस्थमस। इसका कार्य अंडाणुओं व शुक्राणुओं निषेचन वाले स्थान तक पहुँचना है। इसकी विषेषता होती है कि ये अंडाणुओं तथा शुक्राणुओं का विपरीत दिषाओं में वहन करती है।

- इन्फंडिबुलम डिंबवाहिनी का टर्मिनल अंत (कपाल या डिम्बग्रंथि अंत) है और एक फनल के आकार का होता है। यह फनल जैसा एक आकार का होता है जो नए ओव्यूलेटेड ओसाइट को पकडता या कैप्चर करता है। इन्फंडिबुलम की सतह कई मखमली, उंगली जैसे आकृतियों से ढकी होती है जिन्हें फिम्ब्रिया कहा जाता है। फिम्ब्रिया इन्फंडिबुलम के सतह क्षेत्र को बहुत बढ़ा देता है और इसे ओव्यूलेशन के समय अंडाशय की पूरी सतह पर ग्लाइड या फिसलने का कारण बनता है। इस तरह की क्रियाविधि ओव्यूलेशन को अधिकतम करती है और ओव्यूलेशन के बाद ओसाइट द्वारा ''कब्जा'' कर लिया जाता और ओस्टियम नामक एक उद्घाटन के माध्यम से डिंबवाहिनी के एम्पुला में ले जाया जाता। इन्फंडिबुलम का सतह क्षेत्र भेड़ में 6 से 10 सेमी और मवेशियों में 20 से 30 सेमी तक होता है।

- इन्फंडिबुलम सीधे डिंबवाहिनी के एक मोटे हिस्से में जाता है जिसे एम्पुला कहा जाता है। एम्पुला डिंबवाहिनी की लंबाई के आधे या अधिक हिस्से पर कब्जा कर लेता है और डिंबवाहिनी के इस्थमस के साथ विलीन हो जाता है। आंतरिक भागों के साथ एम्पुला का

अपेक्षाकृत बड़ा व्यास, कई फर्न जैसे श्लेष्म सिलिअटेड एपिथेलियम के साथ सिलवट होता है। एम्पुला और इस्थमस के बीच का जंक्शन आम तौर पर एम्पुलरी इस्थमिक जंक्शन होता है। घोड़ी में, एम्पुलरी–इस्थमिक जंक्शन एक नियंत्रण बिंदु के रूप में कार्य करता है जो केवल निषेचित ववबलजमे को इस्थमस में और अंततः गर्भाशय में पारित करने की अनुमति देता है। इस्थमस एम्पुला की तुलना में व्यास में छोटा है। यह सीधे गर्भाशय से जुड़ा होता है और जोड़ के बिंदु को यूटेरोट्यूबल जंक्शन कहा जाता है। इस्थमस में एम्पुला की तुलना में एक मोटी पेशी की दीवार होती है और इसमें कम श्लेष्म होता है!

गर्भाषय :–

गर्भाषय के मुख्यतः दो भाग होते हैं। पहला गर्भाषय के वलय जो कि दो होते हैं, बाँया व दाँया गर्भाषय वलय। इसके कार्य भ्रूण को गर्भाषय की ग्रंथियों द्वारा स्रावित गर्भाषय के दुग्ध द्वारा पोषण देना है, भ्रूण से बच्चे तक विकसित होने के कार्य गर्भाषय में ही होता है।

- गर्भाशय में एक सीरोसल परत होती है जिसे पेरिमेट्रियम कहा जाता है जो पेरिटोनियम का हिस्सा है। यह मेसोसालपिनक्स को कवर करने वाली सीरोसल परत के साथ निरंतर है। पेरिमेट्रियम काफी पतला और लगभग पारदर्शी है। सीरोसल परत के नीचे चिकनी मांसपेशियों की एक अनुदैर्ध्य परत होती है। चिकनी मांसपेशियों की अनुदैर्ध्य परत को पहचानना आसान है क्योंकि क्रीज या छोटी लकीरें जो एक कपाल–दुम दिशा में चलती हैं। अनुदैर्ध्य चिकनी मांसपेशियों की परत के नीचे एक गोलाकार परत होती है। चिकनी मांसपेशियों की कोशिकाएं गर्भाशय के सींग के चारों ओर एक

गोलाकार फैशन में लपेटती हैं।

- सामूहिक रूप से, बाहरी अनुदैर्ध्य परत और आंतरिक गोलाकार मांसपेशियों की परत को मायोमेट्रियम कहा जाता है। मायोमेट्रियम में कई शारीरिक जिम्मेदारियां हैं। सबसे महत्वपूर्ण में से एक गर्भाशय के लिए गतिशीलता (संकुचन का एक रूप) प्रदान करना है। घोड़ी के अलावा अन्य प्रजातियों में एस्ट्रोजेन प्रमुख स्टेरायडल हार्मोन होता है तब मायोमेट्रियम में उच्च स्तर का संकुचन होता है। प्रोजेस्टेरोन के प्रभाव में गर्भाशय टोन संभवतः गर्भाशय द्वारा उत्पादित ऐठन और बलगम जैसी सामग्री के लिए परिवहन तंत्र से संबंधित है।

- गर्भाशय का भीतरी भाग म्यूकोसा और सबम्यूकोसा से बना होता है। म्यूकोसा और गर्भाशय के सबम्यूकोसा में एंडोमेट्रियम शामिल है। म्यूकोसल एपिथेलियम गर्भाशय के लुमेन में सामग्री को स्रावित करने के लिए जिम्मेदार है जो भ्रूण के विकास और शुक्राणु व्यवहार्यता को बढ़ाता है।

- इसके साथ गर्भाषय से पी जी एफ 2 अल्फा नामक हार्मोन स्रावित होता है जिसके कारण अंडाभिति विलीन होती है और मादा पषु पुनः मद काल दर्षाती है।

- गर्भाशय के प्राथमिक कार्य हैं:

❖ शुक्राणु परिवहन

❖ ल्यूटोलिसिस और चक्रीयता का नियंत्रण

❖ विकासषील भ्रूण के लिए अनुकूल पर्यावरण निमाण

❖ विकासषील भ्रूण के नाल में योगदान

❖ भ्रूण और भ्रूण की नाल का निष्कासन

❖ गर्भाशय में भ्रूण को सुरक्षा प्रदान करता है।

ग्रीवा :–

- ग्रीवा एक द्वार की तरह कार्य करती है इसमें 4 से 5 वलय होते हैं, ग्रीवा का मुख्य कार्य आंतरिक प्रजनन अंगो की बाह्य वातावरणीय संक्रमण से सुरक्षा करना है।

- मादा पषु के गर्मी में आने पर ग्रीवा से तरल पारदर्षी द्रव्य स्रावित है। जो पषु का गर्मी में आने का मुख्य लक्षण है तथा शुकाणुओं को पोषण प्रदान करता है तथा असमान्य षुकाणुओं को प्रथक करता है। जब पषु गर्भित होता है तब ग्रीवा से चिपचिपा द्रव्य स्रावित होता है जो ग्रीवा की सील का निर्माण करता है, यह सील पूरी गर्भावस्था के दौरान बच्चे की सुरक्षा करता है।

- गर्भाशय ग्रीवा एक अपेक्षाकृत मोटी दीवार वाला अंग है जो भेड़, गाय, मादा कुत्ता और बिल्ली में शुक्राणु परिवहन के लिए एक बाधा के रूप में कार्य करता है लेकिन मादा सुअर और घोड़ी में नहीं। गर्भाशय ग्रीवा अत्यधिक चिपचिपा बलगम से युक्त एक अवरोध बनाकर गर्भावस्था के दौरान बाहरी वातावरण से गर्भाशय को अलग करती है। गर्भाशय ग्रीवा को एक ग्रीवा लुमेन के रूप में वर्णित किया जा सकता है जो एकल (मादा कुत्ता और बिल्ली) या कई (गाय, भेड़, मादा सुअर, घोड़ी) सिलवटों या छल्ले से घिरा हुआ है। गाय और भेड़ में, इन छल्लों में से कई" इंटरलॉकिंग उंगली जैसे अनुमान बनाते हैं। मादा सुअर में, छल्ले बहुत अंतरंग फैशन में इंटरडिजिटेट होते हैं।

- गाय और भेड़ में गर्भाशय ग्रीवा का प्राथमिक कार्य एस्ट्रस के दौरान बलगम का उत्पादन करना है। मादा सुअर और घोड़ी में, बलगम

की बहुत कम मात्रा का उत्पादन होता है। यह बलगम गर्भाशय ग्रीवा से बहता है व मैथुन के दौरान योनि को बाहरी ओर से चिकनाई देता है।

- गर्भधारण के दौरान, गर्भाशय ग्रीवा बाहरी वातावरण से गर्भाशय के भीतर गर्भाधान के अलगाव के लिए जिम्मेदार है। प्रोजेस्टेरोन के प्रभाव में, बलगम काफी चिपचिपा हो जाता है। वास्तव में, चिपचिपा बलगम अस्थायी रूप से गर्भाशय ग्रीवा की सिलवटों को एक साथ ''गोंद'' करता है ताकि गर्भधारण के दौरान विदेशी सामग्री गर्भाशय में प्रवेश न कर सके। इस बाधा को गर्भावस्था की ग्रीवा सील के रूप में जाना जाता है। गर्भावस्था की ग्रीवा सील का विघटन आम तौर पर गर्भपात का कारण होगा, क्योंकि सूक्ष्मजीव गर्भाशय के अंदर तक पहुंच सकते हैं, जिससे संक्रमण और बाद में भ्रूण की मृत्यु हो सकती है।

योनि :–

योनि का मुख्य कार्य आंतरिक प्रजनन अंगो की बाह्य वातावरणीय संक्रमण से सुरक्षा करना है। मद काल के समय योनि में रक्त स्त्राव अधिक होने के कारण सूजन आ जाती है व ग्रीवा तथा योनि से तरल पारदर्शी द्रव्य स्त्रावित होता है जो पषु का गर्मी में आने का मुख्य लक्षण है तथा षुकाणुओं को पोषण प्रदान करता है।

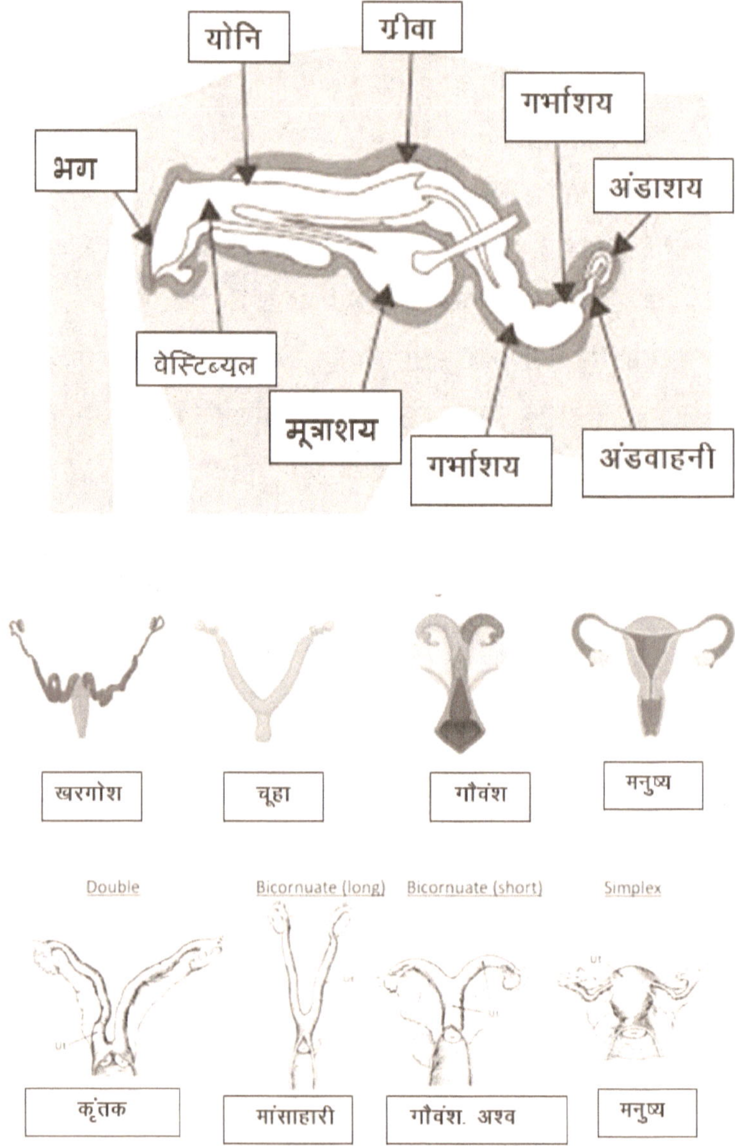

योनि
ग्रीवा
गर्भाशय
भग
अंडाशय
वेस्टिब्यूल
मूत्राशय
गर्भाशय
अंडवाहनी
खरगोश
चूहा
गौवंश
मनुष्य
Double
Bicornuate (long)
Bicornuate (short)
Simplex
कृंतक
मांसाहारी
गौवंश. अश्व
मनुष्य

शारीरिक विकास, यौवन अवस्था एवं यौवन परिपक्वता

यौवन, प्रजनन क्षमता का अधिग्रहण है। यह एक ऐसी प्रक्रिया है जो समय के साथ–साथ होती है। यौवन की शुरुआत गैमेटोजेनेसिस को बढ़ावा देने और समर्थन करने के लिए पर्याप्त मात्रा में GnRH का उत्पादन करने के लिए विशिष्ट न्यूरॉन्स की क्षमता पर निर्भर करती है। मादा में, हाइपोथैलेमिक GnRH न्यूरॉन्स को एस्ट्राडियोल सकारात्मक प्रतिक्रिया का जवाब देने की क्षमता विकसित करनी चाहिए, इससे पहले कि वे ओव्यूलेशन को प्रेरित करने के लिए पर्याप्त मात्रा में GnRH का कारण बन सकें। आनुवंशिक और पर्यावरणीय कारक और उनकी बातचीत हाइपोथैलेमिक GnRH न्यूरॉन्स के विकास को प्रभावित करती है। यौवन को नर और मादा दोनों में प्रजनन को पूरा करने की क्षमता के रूप में परिभाषित किया जा सकता है।

यौवन को एक ऐसी प्रक्रिया माना जाना चाहिए जो समय के साथ होती है, न कि एक भी घटना। यौवन के लिए मौलिक आवश्यकता पिट्यूटरी द्वारा गोनैडोट्रोपिन रिलीज को प्रोत्साहित करने के लिए उचित आवृत्ति और मात्रा में GnRH स्त्राव है। गोनैडोट्रोपिन युग्मकजनन, स्टेरॉयडोजेनेसिस और प्रजनन ऊतकों के विकास को बढ़ावा देते हैं। GnRH का स्त्राव करने वाले न्यूरॉन्स की संख्या, उनकी आकृति विज्ञान और हाइपोथैलेमस के भीतर उनका वितरण यौवन से पहले अच्छी तरह से स्थापित किया जाता है।

❖ **यौवन की शुरुआत की मादाओं में कई परिभाषाएं है:** मादा में यौवन को परिभाषित करने के लिए कई मानदंडों का उपयोग किया जा सकता है। कुछ उदाहरण नीचे प्रस्तुत किए गए हैं।

❖ **पहले एस्ट्रस (गर्मी) पर आयुः** यह वह उम्र है जब मादा यौवन ग्रहणशील हो जाती है और अपना पहला एस्ट्रस प्रदर्शित करती है। पहले एस्ट्रस की उम्र निर्धारित करना अपेक्षाकृत आसान है क्योंकि मादाएं यौन ग्रहणशीलता के बाहरी व्यवहार संबंधी संकेत दिखाती हैं, खासकर नर की उपस्थिति में। पहला ओव्यूलेशन आमतौर पर गाय और भेड में व्यवहार एस्ट्रस के साथ नहीं होता है, इसे ''साइलेंट ओव्यूलेशन'' कहा गया है। इसलिए पहले एस्ट्रस की उम्र यौवन के सही अधिग्रहण को प्रतिबिंबित नहीं कर सकती है।

❖ **पहले ओव्यूलेशन में उम्रः** यह वह उम्र है जब पहला ओव्यूलेशन होता है। इसे गंभीर रूप से निर्धारित करने के लिए, मैनुअल या दृश्य सत्यापन की आवश्यकता होती है। यह जानवरों में मलाशय के पैल्पेशन या अल्ट्रासोनोग्राफी का उपयोग करके पूरा किया जा सकता है। इसके अलावा, लैप्रोस्कोपी और एंडोस्कोपी का उपयोग यह निर्धारित करने के लिए किया जा सकता है कि ओव्यूलेशन कब हुआ है। उपरोक्त सभी तकनीकों को ओव्यूलेशन होने पर ठीक से निर्धारित करने के लिए अंडाशय के लगातार अवलोकन की आवश्यकता होती है। इस प्रकार, हालांकि ओव्यूलेशन में उम्र यौवन के लिए एक अच्छा मानदंड है, यह निर्धारित करना मुश्किल है।

● **यौवन शुरुआत की नरों में कई परिभाषाएं हैं:** मादा के जैसें, नर में यौवन की शुरुआत को कई तरीकों से परिभाषित किया जा सकता है।

- **उम्र जब व्यवहार लक्षण व्यक्त किए जाते हैं:** आम तौर पर, अधिकांश प्रजातियों के नर प्रजनन व्यवहार लक्षण (बढ़ते और निर्माण) को अच्छी तरह से प्राप्त करते हैं, इससे पहले कि वे स्खलन और शुक्राणुजोजा का उत्पादन करने की क्षमता प्राप्त करते हैं। इन व्यवहार लक्षणों को निर्धारित करना अपेक्षाकृत आसान है क्योंकि बढ़ते व्यवहार और लिंग के निर्माण को आसानी से देखा जा सकता है।

- **पहले स्खलन पर उम्र:** स्खलन की प्रक्रिया काफी जटिल है और इसके लिए नसों, विशिष्ट मांसपेशियों और गौण सेक्स ग्रंथियों से वीर्य तरल पदार्थ के स्राव के बारीकी से समन्वित विकास की आवश्यकता होती है। जब इन सभी घटकों का विकास होता है, तो स्खलन हो सकता है। आम तौर पर, स्खलन करने की क्षमता काफी हद तक निषेचन प्राप्त करने के लिए पर्याप्त शुक्राणुजोजा का उत्पादन करने की क्षमता से पहले होती है।

- **उम्र जब शुक्राणुजोजा पहली बार स्खलन में दिखाई देते हैं:** नर वीर्य द्रव का उत्पादन करने और शुक्राणु के स्खलन के लिए उपलब्ध होने से पहले स्खलन करने की क्षमता प्राप्त करता है। यह निर्धारित करने के लिए कि पहला शुक्राणु कब उपलब्ध है, किसी को प्रति सप्ताह कम से कम एक बार स्खलन एकत्र करना चाहिए।

  प्रबंधन महत्ता:—

- उचित प्रबंधन कर बछियों की मृत्यु दर कम की जा सकती है तथा उनकी परिपक्वता आयु कम की जा सकती है।

बछिया का प्रबंधन एवं रखरखावः–

- **पहचानः–** बछियों की पहचान के लिए कान मे टेगिंग कराना चाहिए। जिससे उनकी उचित देखभाल व प्रबंधन किया जा सके। इससे पशु बीमा कराने में सहायता मिलती है।

- **दस्तावेज संधारणः–** उचित प्रबंधन के लिए दस्तावेजो का अच्छी तरह संधारण करना अति आवश्यक है। इनमें बछियों की पहचान संख्या, आहार, शरीर, भार तथा परिपक्वता आयु इत्यादि प्रमुख है।

- **बछिया का आवासः–** बछिया का आवास साफ, स्वच्छ व हवादार होना चाहिए। 18 महीने होने पर बछिया को अलग आवास व समूह में रखना चाहिए ताकि उनका उचित रखरखाव किया जा सके।

- **दूध छुड़ाने का प्रबंधन :–** बछिया का दूध छुड़ाने का प्रबंधन उचित होना चाहिए जन्म के पश्चात बछिया को अपने शरीर भार के 10 अनुपात मे दुग्ध की आवश्यकता होती है, इससे अधिक दुग्ध सेवन से उनमे अपच, दस्त जैसी समस्याएं उत्पन्न हो जाती हैं तथा इसके कारण गाय मद चक्र नहीं दर्शा पाती इसलिए बछिया का जल्द से जल्द दूध छुड़वाना चाहिए।

- **आवष्यक शारिरीक भार :–** बछिया का अच्छी गर्मी मे आने के लिए आवश्यक शारीरिक भार लगभग 280 किलो ग्राम होना चाहिए। उचित शरीर भार ना होने पर बछिया गर्मी पर नहीं आ पाती, और यदि आती है तो गर्भ ठहरने मे परेशानियाँ आती हैं।

- **आहार प्रबंधनः–** बछिया को लगभग 2–3 कि.ग्रा. दाना रोजाना खिलाना चाहिए। दाना खिलाने से शरीर भार तेजी से बढ़ता है परंतु दाने की मात्रा अधिक होने पर शरीर भार मे वृद्धि तो होती है पर वसा युक्त जोकि प्रजनन अंगों की विशेषतः अंडाशय की ऊपरी सतह

पर जमाव के कारण बछिया गर्मी पर नहीं आ पाती। इसलिए बछियों को संतुलित आहार दाना व चारा 40 : 60 के अनुपात में देना चाहिए। ताकि शरीर का उचित शरीर भार बढ़े व सम्पूर्ण विकास हो।

- **प्रजनन प्रबंधनः–** गर्मी के लक्षणों का उचित परीक्षण करना चाहिए तथा अच्छी गुणवत्ता वाले नर एवं वीर्य का प्रयोग प्रजनन के लिए उपयोग करना चहिए। जिससे प्रजनन का उचित प्रबंधन हो सके।

- **बीमारियों पर नियंत्रण :–** बीमारियों की सही समय पर पहचान एवं जाँच करना चाहिए ताकि सही समय पर इलाज हो सके तथा नियमित टीकाकरण कृमीनाशक दवाओं का प्रयोग बछियों को रोगों से बचाता हैं।

- **आनुवांशिक सुधार :–** प्यूबर्टी / योवन की आयु तथा शरीर भार दोनों कारक आनुवांशिक है, अच्छी गुणवत्ता नर मादा का चयन कर बछियों का आनिवांशिक सुधार किया जा सकता हे।

- **अन्य प्रबंधन :–** संतुलित आहार एवं खनिज लवण देना।

पालतू पशुओं में मद चक्र एवं गर्मी के लक्षण

मद चक्र के लक्षण एवं समयः

वयस्कता के बाद एक निश्चित समय पर पशु का मदकाल (ऋतुकाल) में बार–बार आना ऋतु चक्र कहलाता है। प्रत्येक प्रजाति के पशु में ऋतु चक्र एक निश्चित रूप तथा समय से आता है। प्रत्येक ऋतु चक्र की चार सामान्य अवस्थायें होती हैं। पूर्व मद काल, मदकाल, अन्तः मद काल तथा विश्राम काल। इन चारों अवस्थाओं में मद काल का अपना एक विशेष महत्व होता है। गाय भैंसों में मदकाल की अवस्था मादा को नर से मिलने की इच्छा का समय होता है, इस अवस्था में योनि से स्त्राव बढ़ जाता है, योनि गुलाबी लाल रंग की हो जाती है। स्त्राव योनि मार्ग से लटकता दिखाई देता है। ऋतु काल की यह अवधि विभिन्न प्रजातियों में अलग–अलग होती है। जैसे–

- गाय : 18–24 घंटे
- भैंस : 8–24 घंटे
- भेड़/बकरी : 1–2 दिन
- घोड़ी : 10–24 दिन

मद काल की इसी अवस्था के दौरान, उसके पूर्व या बाद में गाय भैंसों में डिंब क्षरण होता है तथा यदि उचित समय पर गर्भित कराया जाता है तो गर्भाधान की संभावना रहती है।

मद काल की पहचानः

1. ऋतुमयी गाय या भैंस अधिक क्रियाशील होती है, थोड़ी सी आहट पाते ही चौकन्नी हो जाती है।

2. मादा पशु चारा कम कर देती है, अस्थिर होकर कर इधर–उधर घूमने लगती है।

3. पशु जुगाली करना बंद कर देता है, तथा बेचैन रहता है।

4. दुधारू पशुओं का दूध घट जाता है।

5. दूसरे सजातीय जानवर पर चढ़ती है और यदि अन्य नर उसके ऊपर चढ़ता है तो चुपचाप खड़ी रहती है।

6. चरते समय या घूमते समय पूँछ ऊपर उठाए रहती है।

7. बार–बार थोड़ा–थोड़ा पेशाब करती है।

8. ऋतुमयी मादा की भग तथा योनिद्वार सूजा हुआ तथा गुलाबी लाल होता है।

9. ऋतुमयी मादा अन्य पशुओं को चाटती है।

10. उसकी गोनि से स्वच्छ, पारदर्शक स्राव लटकता या शरीर के पिछले भाग में चिपका दिखाई देता है।

सभी गर्म मादाओं में ऋतुकाल के लक्षण एक से नहीं होते हैं किसी में तीव्र लक्षण होते हैं, किसी में मध्यम और किसी में क्षीण लक्षण होते हैं। पशुपालकों को अपने पशु के इन लक्षणों का पता होना चाहिए तथा उन्हें इस पर विशेष ध्यान भी देना चाहिए।

ऋतुकाल में गर्भित कराने के उपरांत गर्भावस्था पूर्ण होने पर जब गाय या भैंस बच्चा दे देती है तो यह काल फिर से 50 से 60 दिन के पश्चात् आना शुरू होता है। यदि ब्याने के 60 दिन बाद पशु में ऋतु चक्र शुरू नहीं होता तो उसकी जाँच करानी चाहिए।

भैंसों में मदकाल के लक्षण इस प्रकार से हैं–

- पशु ज्यादा चंचल एवं सक्रिय हो जाते हैं तथा रम्भाना भी शुरू कर देते है।

- भैंस के जननांग से म्यूकस का स्त्राव शुरू हो जाता है। लेकिन कभी–कभी यह स्त्राव मदकाल से पहले ही शुरू हो जाता है जिससे पशुपालक मदकाल की पहचान करने में गलती कर बैठते है।

- जननांग के बाहरी भाग में सूजन आ जाती है। जननांग के आंतरिक भाग की म्यूकस सतह सामान्य से ज्यादा लाल हो जाती है।

- पशु बार –बार पेशाब करते हैं ।

- प्रजनन के समय भैंस स्थिर खड़ी रहती है।

- ज्यादातर भैंसों में जननांग के निचले सतह में म्युकस जमा हो जाता है और एक ही साथ एक गोले के रूप में बाहर निकलता है।

- मदकाल के समय भैंस सामान्य से कम दूध देती है।

मदकाल/गर्मी का पता करना :–

- छोटे किसान जिनके पास एक या दो भैंस हैं वे यहां बताये गये लक्षणों के आधार पर मदकाल की पहचान कर सकते हैं चूँकि भैंसें ऊपर बताये गये सभी लक्षण पूर्णरूपेण प्रकट नहीं करती इसलिए यदि संभव हो तो इसकी पहचान टीजर (वेसेक्टोमाइज्ड) नर भैंसा की मदद से सुबह–शाम कर सकते हैं।

- बड़े किसान जिनके पास कई भैंसें हैं उनके लिए अलग–अलग भैंस में मदकाल पता करना बहुत ही कठिन होता है। इसलिए वे मदकाल का पता उसके लक्षणों के अलावा कुछ और विधियों से भी कर सकते हैं जैसे–

- टीजर नर के छाती पर रंग अथवा पेंट लगा दें ताकि प्रजनन के

समय इसके छाती पर लगा रंग अथवा पेंट मादा के पुट्ठा पर लग जायेगा जिससे कौन सी मादा गर्मी में आयी है, इसका पता आसानी से लग जायेगा।

- बड़े–बड़े पशुपालक जिनके पास ज्यादा जानवर हैं, मदकाल पता करने के लिए पेडोमीटर, सीसीटीवी कैमरा जैसे यंत्रों का उपयोग कर सकते हैं सी.सी.टी.वी कैमरा हर तरह की गतिविधियों एवं जानवर की सक्रियता को रिकार्ड कर लेता है। कुत्तों को भी प्रशिक्षण देकर मदकाल का पता करने हेतु उनका उपयोग किया जा सकता है।

- एक प्रकार का यंत्र चिन वॉल डिवाइस जो सांड़ के छाती पर चिपका दिया जाता है। प्रजनन के समय इस यंत्र के दबने से एक प्रकार का रंगीन तरल पदार्थ निकलता है जो मादा के पुट्ठा (रम्प) में चिपक जाता है जिससे मदकाल वाले जानवर का पता आसानी से चल जाता है।

- एक अन्य प्रकार का यंत्र हीट माउंट डिटेक्टर जो पूँछ के ऊपरी भाग में चिपका दिया जाता है। प्रजनन के समय इसमें दबाव पड़ने से इसमें रखा हुआ रंगीन पदार्थ बाहर निकलता है जिससे मदकाल का पता आसानी से लग जाता है।

- एक और विधि जिसमें योनि स्त्राव की एक बूंद स्लाइड में रखकर सुखा लेते हैं और फिर माइक्रोस्कोप/लाइकोस्कोप/क्रायोस्कोप की मदद से देखते है, यदि इसमें फर्न पत्ती के आकार का चित्र दिखाई दे तो यह मदकाल के सही समय को दर्शाता है।

ऋतुचक्र के दौरान प्रजनन अंगो की जांच

प्रजनन चक्र : (Reproduction cycle)

पशुओं की लैंगिक परिपक्वता (Sexual maturity) के पश्चात् मादा व नर में प्रजनन संबंधी कुछ विशेष क्रियाएँ प्रारंभ हो जाती हैं जो कि प्रसव के साथ ही पूरी होती हैं। इन क्रियाओं हम प्रजनन चक्र (Reproduction cycle) कहते हैं। प्रजनन चक्र संबंधी जानकारी के आभाव में किसी भी पशु को समय से गर्भित करवाने में चूक जाने से पशु की उपयोगिता एवं उत्पादकता से पशुपालक कई बार वंचित रह जाते हैं।

पशु उत्पादन संबंधी योजनाबद्ध कार्यक्रमों तथा समय के कृत्रिम गर्भाधान कराने के लिए यह जानकारियाँ आवश्यक होती हैं। एक डेयरी में कुशल और लाभदायक प्रजनन का उचित समय पर पता लगाना बहुत जरुरी है गाय मादाओं में एक निश्चित अवधि के बाद बार—बार शारीरिक परिवर्तन होते है जो उनमें प्रजनन हार्मोन्स के कारण होते है। इसे सामान्य भाषा में पशु का गरम होना कहा जाता है और इसे मद चक्र कहते है। मद चक्र लैंगिक मादाओं में क्रमबृध्द तब तक चलता है जब तक कि वे गर्भाधारण न कर ले। प्रजनन चक्र संबंधी क्रियाएँ निम्नानुसार काम करती है–

गाय का प्रजनन चक्र

क – मद चक्र/ऋतुचक्र (Estrous cycle) : सामान्यतः मादा गर्मी/मद (Heat) में एक विशेष अवधि के पश्चात् आती रहती है इस अवधि को ऋतुचक्र /Estrous cycle कहते हैं। ऋतुचक्र की चार प्रमुख अवस्थाएँ होती हैं जिन्हें क्रमशः पूर्वमद (Proestrous), मद (Estrus),

मध्यमद (Metestrous) तथा अंत्यमद (Diestrous) कहते हैं। इन अवस्थाओं के दौरान मादा के अंडाशय में विभिन्न परिवर्तन होते हैं। इनमें से दूसरी अवस्था (Estrum) के दौरान मादा के अंडाशय में विभिन्न परिवर्तन होते है और इसी दौरान ही मादा कामातुर में होती है और इसी अवधि में नर से संभोग होने पर निषेचन की प्रकिया प्रारंभ होती है।

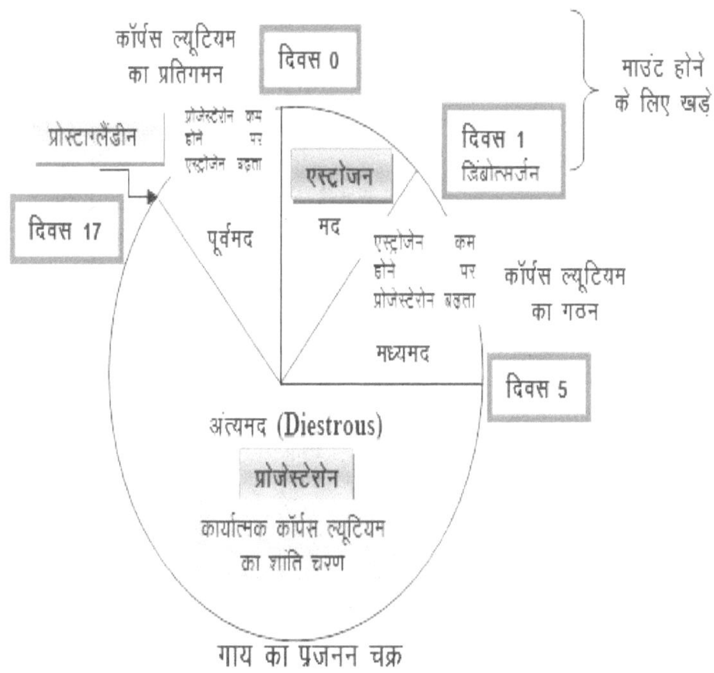

मादा के गर्म होने के लक्षण बहुत साफ दिखाई देते हैं किंतु कुछ मादाओं में काम भावना धीमी (Mild heat) या गुप्त काम भावना (Silent heat) होती है। मद या गर्मी में आई मादा की पहचान के प्रमुख बिंदु तालिका–1 में दिए जा रहे हैं।

तालिका – 1 मद या गर्मी में आई मादा की पहचान के प्रमुख बिंदु

	गाय/भैंस	भेड़/बकरी	सूकर
उत्तेजना, बेचैनी, पूँछ हिलाना	+++	+++/++	+++
आवाज करना (Ballowing)	++++	–/+	–
भूख में कमी	हाँ	हाँ	हाँ
अन्य पशु को चाटना	हाँ	हाँ	हाँ
अन्य पशु पर चढ़ना	हाँ	हाँ	हाँ
नर या अन्य पशु के चढ़ने पर स्थिर रहना	++++	+++++	+++
योनि से स्राव निकलना	++++	+++++	+++
योनि श्लेषमा में रक्ताधिक्य	+++	+++/+	++++
योनि मुख में सूजन	++++	++	++++
बार–बार पेशाब करना	हाँ	हाँ	हाँ

मदकाल के लक्षण

1. मादा को भूख न लगना।

2. पशु का रंभाना।

3. मादा का विचलित व अधीर होना।

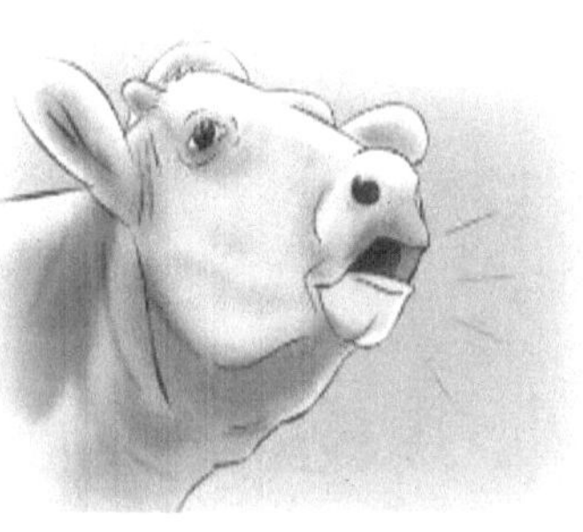

4. मादा का थोड़ा–थोड़ा कर मूत्र विसर्जन करना।

5. मादा की योनि में सूजन व गाढ़े सफेद रंग का स्राव होना।

6. मादा का पूंछ ऐठना।

7. मादा का दूसरे पशुओं के साथ आलंबन/चढ़ना।

मादा के मदकाल में होने का पता टीजर बैल से भी लगाया जा सकता है। टीजर बैल को मादा के पास ले जाने पर वह विशेष लक्षण दर्शाता है। टीजर बैल मादा के व्यवहार के आधार पर मादा के मदकाल में होने का पता चल जाता है।

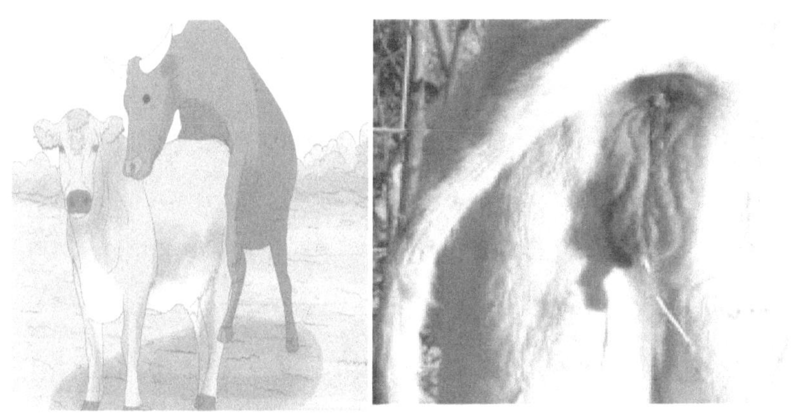

टीजर बैल से मदकाल में आई मादा की पहचान

1. बैल का गादा के पुट्ठे पर पैर रखना।
2. बैल का मादा के साथ आलंबन।

लगभग सभी नर पषुओं में कामोत्तेजना के लक्षण समान होते हैं। इस दौरान नर की सक्रियता बढ़ जाती है, वह उत्तेजित नजर आता है, बार-बार मूत्र त्याग करता है, मादा की योनि सूँघकर उसके मद में होने का निदान करता है, मादा के आसपास घूमता रहता है तथा अन्य नर पषुओं को मादा के आस-पास नहीं आने देता है और अंततः मादा पर संभोग हेतु चढ़ने का प्रयास करता है। नर के पिछले पैर चौड़े हैं, लिंग में कामजन्य लयबद्ध गति देखने को मिलती है।

ख – गैमीटजन्यता (Gametogenesis) : गैमीट के निर्माण की प्रकिया को गैमीटजन्यता कहा जाता है। नर व मादा में लैंगिक परिपक्वता के बाद परिपक्व वंषज कोषिकाओं (Mature germ Cells) का निर्माण होने लगता है। मादा में इन कोषिकाओं को अंडाणज (Oocyte) तथा नर में षुक्राणु (Spermatocyte) कहते हैं। इन कोषिकाओं से मादा व नर में अंडाणुजन्यता (Oogenesis) तथा षुक्राणुजन्यता (Spermatogenesis) की प्रक्रियाओं के द्वारा क्रमषः अंडाणु (Ova) तथा षुक्राणु (Spermatozoa) का निर्माण होने लगता है। निर्माण पष्चात् अंडाणु मादा के अंडाषय् (Ovary) में तथा षुक्राणु नर के वृषणग्रंथि (Testis) में रहते हुए, नर व मादा के आपसी संभोग होने तक प्रजनन चक्र की निरंतरता (Continuity) को जारी रखते हैं। मादा में यह निरंतरता गर्भधारण के बाद से प्रसव तक भंग रहती है जबकि नर में षुक्राणुओं का बनना एवं उपयोग होते रहना लगातार जारी रहता है।

नियंत्रित प्रजनन के द्वारा पशुओं में गर्भधारण

नियंत्रित प्रजनन एक ऐसी प्रक्रिया है जिसके द्वारा कई मादा पशुओं को एक साथ गर्मी लाकर गर्भधारण कराया जा सकता है। इस प्रक्रिया में मद चक्र को कई तरीकों से घटाया या बढ़ाया जा सकता है एवं अण्डोत्सर्ग की प्रक्रिया एक साथ कराई जा सकती है। नियंत्रित प्रजनन विधि गायों की तुलना में भैंसों में ज्यादा कारगर साबित हो सकती है क्योंकि भैंसों में शांतमद या मदकाल मालूम न कर पाना एक गंभीर संमस्या है, ऐसे जानवरों में मदतुल्यकालन प्रक्रिया का उपयोग कर कृत्रिम गर्भाधान कराने से जानवरों को गर्भित किया जा सकता है। इस प्रक्रिया के द्वारा 21 दिन के मद चक्र को घटा कर पाँच दिन भी किया जा सकता है।

नियंत्रित प्रजनन के लाभ –

1. नियंत्रित प्रजनन से डेयरी में उपस्थित मादा पशुओं में समय–समय पर समूहों में गर्भधारण कराया जा सकता है जिसके द्वारा पूरे वर्ष भर मादा पशुओं में बच्चे देने की प्रक्रिया एवं दुग्ध उत्पादन कर सकते है।

2. इस प्रक्रिया के द्वारा डेयरी फार्म पर धन खर्च जैसे वीर्य के रख–रखाव, डॉक्टर को बार–बार बुलाने का खर्च, श्रमिक एवं सांड पालने का खर्च कम हो जाता है।

3. इस प्रक्रिया में गर्मी (मद चक्र) को पहचानने की समस्या से छुटकारा पाया जा सकता है।

4. निश्चित समय पर कृत्रिम गर्भाधान द्वारा एक साथ बहुत सारे जानवरों का गर्भाधान कराया जा सकता है।

5. इस प्रक्रिया में बार–बार गर्मी में आने वाले पशु (रिपीट ब्रीडर) के संख्या में कमी होती है ।

6. इस प्रक्रिया द्वारा डेयरी फार्म पर पशु प्रबंधन (पशु प्रजनन, प्रसव एवं पोषण) अच्छी तरीके से किया जा सकता है।

7. इसके द्वारा दुधारू भैंसों, पड़ियों एवं गायों में प्रजनन क्षमता बढ़ जाती है ।

8. मद काल में न आने की समस्या (एनइस्ट्रस/अमदकाल) से निजात पाया जा सकता है, तदानुसार दो क्रमिक ब्यात अंतराल कम करके ज्यादा दूध उत्पादन ले सकते हैं

9. इस विधि में पचास प्रतिषत से भी ज्यादा मादा पशुओं में गर्भधारण पाया गया है।

इस प्रक्रिया को सफल बनाने के लिए कुछ आवश्यक बिंदु निम्न है–

1. उपयुक्त मद तुल्यकालन (हीट सिंक्रोनाइजेसन) प्रोटोकाल का चयन करना ।

2. जानवरों को संपूर्ण पोषण देकर ।

3. अच्छी नस्ल एवं गुणवत्ता वाले सांड के वीर्य का प्रयोग करके।

4. अच्छी नस्ल के दुधारू पशुओं का चयन करके।

मदचक्र तुल्यकाल के प्रोटोकाल (उपयोग करने की विधि)

1. एक इंजेक्सनः पी. जी. एफ. टू अल्फा प्रोटोकाल

2. दो इंजेक्सनः पी. जी. एफ. टू अल्फा प्रोटोकाल

3. ओवसिंच (जी.पी.जी.) प्रोटोकाल

● यदि जानवर मद चक्र में है तो एक इंजेक्सन पी. जी. एफ. टू अल्फा का उपयोग अंडाशय मे कार्पसल्युटियम होने पर करते है।

- यदि अंडाशय में कार्पस ल्युटियम नहीं है तो दो इंजेक्सन पी. जी. एफ. टू अल्फा ग्यारह दिनों के अंतराल पर देते है।

- यदि जानवर चक्र में नही है तो जी.एन.आर.एच., पी. जी. एफ. टू अल्फा (ओवसिंच/जी.पी.जी. प्रोटोकाल) प्रोजेस्टेरान पर आधारित इन्सुलिन परिवर्तित प्रोटोकॉल के अच्छे परिणाम गाय एवं भैंसों में पाये गये है।

- उपरोक्त प्रक्रिया अच्छे नस्ल के पशुओं के लिए उपयुक्त है।

- इस प्रक्रिया में इलाज का खर्च एक हजार से डेढ़ हजार रूपये प्रति जानवर आता है जो कि दुग्ध उत्पादन एवं अन्य खर्च (श्रमिक, रख–रखाव, पोषण, एवं ब्यात अंतराल) की तुलना में नगण्य हैं ।

यदि पशुपालक बतायी गयी विधि का प्रयोग पशु प्रजनन एवं प्रबंधन में करेंगे तो पशु प्रजनन एवं दुग्ध उत्पादन बेहतर ढंग से प्राप्त कर सकते हैं ।

पालतू पशुओं में जेर के प्रकार, कार्य, गर्भावस्था की समयावधि एवं विभिन्न अवस्थाएँ

सामान्यतः गाभिन पशुओं में ब्याने के 10–12 घंटे बाद जेर स्वतः बाहर निकल आती है। कभी–कभी सामान्य जैविक व शारीरिक क्रियाओं में असंतुलन होने पर जेर मादा पशु की बच्चेदानी में ही अटकी रह जाती है। जेर मादा एवं गर्भस्थ शिशु के मध्य एक जैविक ऊतकीय संरचना है जिसमें गर्भ के कोटीलीडन्स, गर्भाशयी दीवारों के केरनकल्स में गुंथे रहते हैं। यह जेर भ्रूण विकास के समय गर्भ को आवश्यक पौष्टिक पदार्थ, ऑक्सीजन आदि उपलब्ध करवाती है तथा साथ ही अवशिष्ट पदार्थों के निष्कासन में भी सहयोग करती है। ब्याने के समय अन्तस्रावी पदार्थों के प्रभाव में गर्भाशय के संकुचन एवं प्रकुचन द्वारा जेर अलग होकर निकल आती है।

जेर बाहर ना निकलने के कारण निम्नलिखित है।

1. असंतुलित अन्तःस्रावी क्रियायें।
2. रक्त में अपर्याप्त कैल्शियम।
3. गर्भाशय में अधिक बड़ा गर्भ व असामान्य प्रसव (डिस्टोकिया)
4. गर्भाशय की बीमारी (जैसे–ब्रुसेल्लोसिस, विब्रियोसिस, मेट्राइटिस इत्यादि)
5. गर्भाशय का घूर्णन (टोर्सन)
6. जुड़वा बच्चों का पैदा होना।

लक्षण:

1. जेर घुठने तक लटकी रहती है।

2. श्वसन गति व हृदय गति में वृद्धि एवं तापमान में वृद्धि

3. पशु की योनि से बदबूदार स्त्राव

4. भूख में कमी

5. दुग्ध उत्पादन में कमी।

6. पशु में लगातार बैचेनी।

परिणाम :–

1. गर्भाशय का संक्रमण।

2. गर्भाशय के पुनः सामान्य अवस्था में आने में विलम्ब।

3. गर्भधारण में असमर्थता।

4. परिणामस्वरूप लम्बा ब्यात् अन्तराल।

5. दूध की मात्रा एवं गुण में कमी।

उपचार के उद्देश्य :–

1. उपचार से मादा पशु के गर्भाशय की सामान्य क्रियाओं को पुनः स्थापित / संचालित करना।

2. गर्भाशय का सामान्य संकुचन एवं प्रकुचन का पुर्नसंयोजन हो।

3. गर्भाशय की सफाई के लिये गर्भाशयी ग्रन्थियों में सामान्य स्त्राव हो।

4. उपचार के पश्चात् सामान्य प्रजनन क्रिया का संचार हो।

5. दुग्ध स्त्रावण में कोई बाधा नहीं हो।

निदान :–

यदि पशु के ब्याने के 10–18 घंटे तक भी जेर न निकले तो तुरन्त ही कुशल पशु चिकित्सक को बुलाया जाना चाहिए एवं निदान कराना चाहिए अन्यथा जेर के रुकने का डर रहता है, जिससे टोक्सीमिया होकर पशु की

जान भी जा सकती है। उपचार निम्न विधियों से किया जाता है।

1. हाथ से निकालनाः

एक्रिफ्लेविन या सेवलोन से अच्छी तरह हाथ धोकर जेर के प्रत्येक कोटीलीडन्स को अंगूठे एवं ऊंगली की मदद से एक—एक करके अलग करना चाहिए तथा इस बात का ध्यान रहे कि जेर अन्दर टूटे नहीं अन्यथा गर्भाशय में संक्रमण हो सकता है। इसके पश्चात् यूरिया बोलस 4—5 या ओरीप्रिम—यू बोलस 4 या सल्फाडिमिडीन बोलस 4 रख देना चाहिए। तत्पश्चात् एन्टीबायोटिक के इन्जेक्शन 4—5 दिन तक पशु को देने चाहिए।

2. हार्मोनल उत्पाद

हार्मोनल उत्पाद जैसे ऑक्सीटोसिन, प्रोस्टाग्लांडिन का भी प्रयोग चिकित्सक की सलाह से किया जा सकता है। तथा स्टीरॉयडस् जैसे— कोर्टीकोस्टीरायड भी एन्टीबॉयोटिक के साथ दिये जा सकते हैं।

3. अन्य दवायें

अन्य दवायें जैसे रिप्लैंटा पाउडर गुड़ या आटे में मिलाकर एक सप्ताह तक प्रतिदिन देने से अधिक लाभ होता है क्योंकि इससे गर्भाशय की सफाई एवं सामान्य स्थिति बहाल करने में मदद मिलती है। इन दिनों में पशु को कैल्शियम भी प्रचुर मात्रा में दिया जाना चाहिये। इसके लिये खड़िया, बोनमील या मिनरल मिक्चर पाउडर के रूप में अथवा आर्स्टियोकैल्शियम सीरप के रूप में प्रतिदिन दिया जा सकता है।

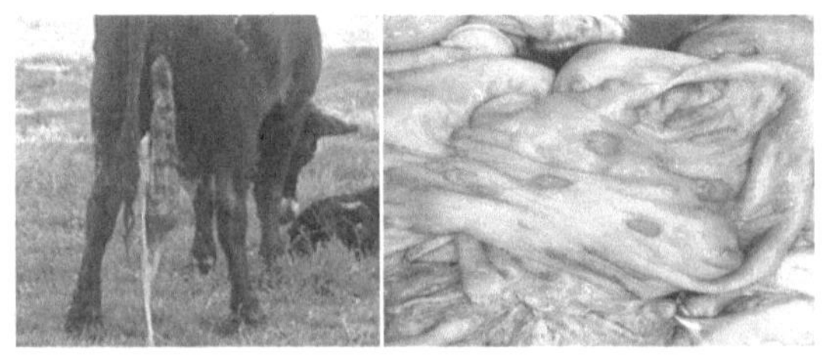

गर्भ परीक्षण एवं तुलनात्मक परीक्षण

पशुओं में कृत्रिम गर्भाधान या प्राकृतिक गर्भाधान के पश्चात् अतिशीघ्र गर्भ की पहचान करना आर्थिक दृष्टि से अत्यन्त महत्वपूर्ण है। इसमें मुख्यतः समय की बचत पर ध्यान दिया जाना चाहिये, जिससे षीघ्रतः गाभिन पशु की पहचान किया जा सके।

गर्भ परीक्षण की महत्ता

- गर्भ परीक्षण से बच्चे की गर्भ में उपस्थित स्थिति व उसके जीवित होने की जानकारी हो जाती है।

- यही भी समय पर ज्ञात हो जाता है कि मादा पषु के गर्मी में ना आने का कारण संक्रमण या हार्मोन अनियमितता तो नहीं है, जिससे सही समय पर इसका सही इलाज प्रारंभ किया जा सकता हो, समय और धन दोनों की बचत हो सके।

- पशुपालक गाभिन पशु को अलग कर उसे विशेष राशन प्रदान कर उचित देखभाल कर सयरते हैं।

- जो पशु खाली पाये जाये उनको अलग कर अगले मद या गर्मी आने की प्रतीक्षा नियमित निरीक्षण द्वारा कर सकते हैं।

- शीघ्र गर्भ की पहचान, पशुओं के बिक्री एवं बीमा के हेतु भी आवश्यक है, क्योंकि पशु के गाभिन होने का प्रमाण—पत्र इन दोनों कार्यों के लिये आवश्यक है।

गर्भधारण का प्रारंभिक लक्षण

गर्भधारण का प्रारंभिक लक्षण है, पशु का अगले मदचक्र में गर्म नहीं होना। ऐसा इसलिए होता है क्योंकि पशु द्वारा गर्भधारण की अवस्था में भ्रूण की उपस्थिति में दैहिक परिवर्तन द्वारा मद में आने की प्रक्रिया रूक

जाती है। इस ज्ञान को पशुपालक, पशु चिकित्सक एवं अन्य कार्यकर्ता उपयोग में लाते हैं। लेकिन यह विधि गर्भधारण पहचान में भरोसेमंद नहीं है क्योंकि यह निर्भर करता है कि खाली पशु की गर्मी की पहचान आप कितना प्रतिशत् सही–सही कर पाते हैं। अतः इस कार्य के लिये अपनाई जाने वाली अन्य विधियों की महत्ता बढ़ जाती है, जो ज्यादा तेज और सही होती है।

गर्भ परीक्षण की विभिन्न विधियाँ :–

1. नैदानिक विधियाँ
2. प्रयोगशाला विधियाँ
3. लक्षणीक विधि
4. गुदामार्ग द्वारा परीक्षण हार्मोन की जाँच
5. मादा पषु का मद चक्र में नहीं आना
6. अल्टासोनोग्राफी
7. उदर का बढ़ना
8. रेडियोग्राफी

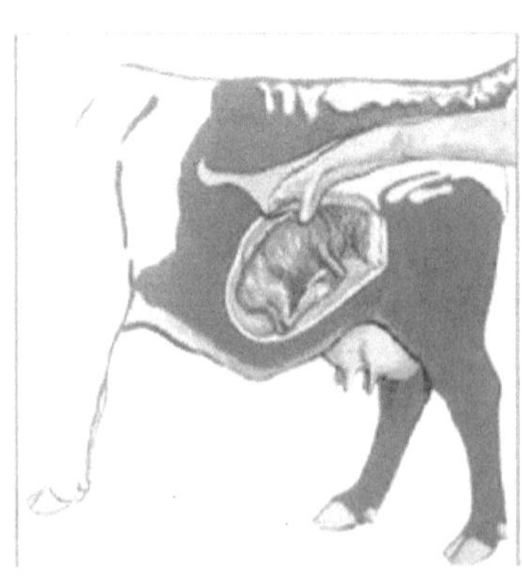 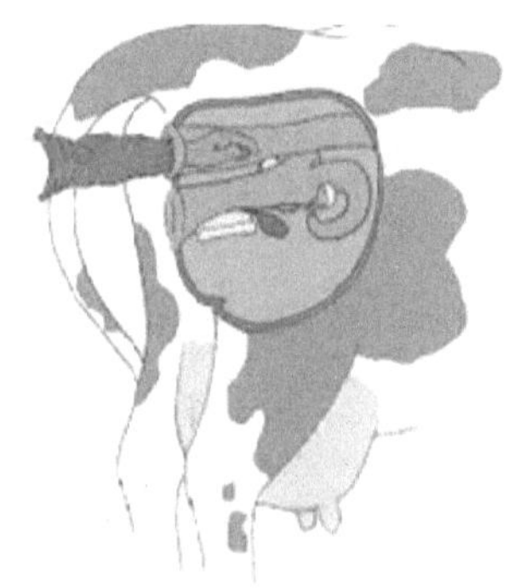

(अ) गुदा मार्ग द्वारा परीक्षण

ये सबसे सस्ती व सबसे ज्यादा प्रयोग की जाने वाली विधि है।

गुदा मार्ग द्वारा गर्भ परीक्षण पहले, मध्य व आखिर के तीन महीनों में गर्भाषय में होने वाले बदलावों के आधार पर किया जाता है।

पहले तीन महीनों में होने वाले बदलाव

❖ ग्रीवा का बन्द होना— ग्रीवा ठोस रुप से सील द्वारा बन्द रहती है, जो कि भ्रूण की बाहय वातावरण से सरक्षा करती है। ग्रीवा पूरे गर्भकाल के दौरान बंद रहती है केवल प्रसव के समय ही खुलती है।

❖ गर्भाषय वलयों में अनियमितता— गुदा मार्ग द्वारा गर्भाषय के वलयों में अनियमितता दो से ढाई महीनों में आसानी से परीक्षण की जा सकती है। जिस वलय में गर्भ ठहरा होता है, उसका आकार बढ़ने लगता है तथा दूसरा वलय का आकार खाली होने के कारण छोटा होता है।

❖ अंडाषय में अंडभित्ति कॉरपस ल्यूटिगम उपस्थित होना— अंडाषय का परीक्षण करने पर उसमें अंडभित्ति मिलते है, जिसका आकार धीरे धीरे बढ़ता है, यह अंड भित्ति प्रोजेस्ट्रान नामक हार्मोन स्त्रावित करती है जो गर्भावस्था को बनाए रखने के लिए तथा भ्रूण के पोषण के लिए अति आवष्यक होता है।

❖ भ्रूण की झिल्ली का फिसलना— ढाई से तीन महीनों में गुदा मार्ग द्वारा गर्भ परीक्षण करने पर भ्रूण की झिल्ली में फिसलन का परीक्षण किया जा सकता है। बढ़े आकार के गर्भाषय वलय को गुदा मार्ग द्वारा दो अंगुलियो के बीच उठाने से भ्रूण की झिल्ली की फिसलन महसूस होती है।

❖ भ्रूण का श्रोणि/पेलविक मे होना— प्रथम तीन महीनों में भ्रूण की स्थिति श्रोणि के मध्य में होती है।

मध्य के तीन महीनों में होने वाले बदलाव

❖ ग्रीवा का बन्द तथा उदर की ओर खिंचाव होना— मध्य के तीन महीनों में ग्रीवा बन्द होती है तथा बच्चे के आकार के बढ़ने के कारण ग्रीवा में खिचाव महसूस होता है व ग्रीवा अंदर व नीचे की ओर खिच जाती है।

❖ गर्भाषय तथा बच्चे का उदर की ओर झुकाव— बच्चे के सम्पूर्ण विकास के लिए उसे अधिक स्थान की आवष्यकता व बढ़ते भार के कारण गर्भाषय तथा बच्चे का झुकाव उदर की ओर होने लगता है। चार से छः महीनों में बच्चा उदर की गहराई में होता है।

❖ मध्य गर्भाषय धमनी के आकार मे परिवर्तन एंव पल्सेसन— मध्य गर्भाषय धमनी का आकार बढ़ने लगता है तथा उसमें पल्सेसन महसूस होता है इस धमनी में वाहित रक्त भ्रूण व बच्चे को पोषण प्रदान करता है। जैसे बच्चे का आकार बढ़ता है मध्य गर्भाषय धमनी का आकार भी बढ़ता है तथा उसमें वाहित रक्त की मात्रा भी बढ़ती है, ये बच्चे के जीवित होने का भी संकेत देती है।

❖ भ्रूण बलोटमेंट— गर्भित वलय का आकार अत्यधिक बढ़ जाने के कारण व बच्चे का उदर की गहराई में होने के कारण जब गर्भित वलय में गुदा मार्ग द्वारा हाँथ से दबाव दिया जाता है तब दबाव के कारण बच्चा नीचे जाकर द्रव में तैरता हुआ ऊपर की ओर आता है। जिससे हाँथ में कोई ठोस आकार महसूस होता है।

❖ गर्भदल का मिलना— गर्भाषय की आंतरिक भित्ति व भ्रूण भित्ति आपस में मिलकर गर्भदलों का निर्माण करती है, जिनका आकार

गर्भस्थ बच्चे की पोषण की आवश्यकता के अनुसार बढ़ता है।

आखिरी के तीन महीनों में होने वाले बदलाव

❖ ग्रीवा का बन्द होना– ग्रीवा बन्द व खिंची हुई होती है।

❖ मध्य गर्भाषय धमनी के आकार एवं पल्सेसन का बढ़ना– मध्य गर्भाषय धमनी का भी आकार और भी बढ़ जाता है तथा उसमें वाहित रक्त की मात्रा भी बढ़ती है।

❖ गर्भदल का आकार बढ़ा हुआ मिलना– गर्भदल का आकार पहले से भी बढ़ा होता है।

❖ बच्चे की स्थिति श्रोणि में होती है, बच्चा पूर्ण विकसित होकर श्रोणि की ओर वापस आता है जो कि आसानी से गुदा मार्ग द्वारा महसूस होता है।

(ब) अल्ट्रासाउण्ड विधि द्वारा गर्भ की पहचान–

• हाल के कुछ वर्षों में अल्ट्रासाउन्ड का उपयोग शरीर के विभिन्न आन्तरिक अंगों एवं ग्रन्थियों के निरीक्षण में सहायक सिद्ध हुआ है। विशेषकर गनुष्यों में इसका उपयोग आशातीत् सफलता के साथ किया जा रहा है। जिसमें गर्भ की पहचान एवं बच्चे का लिंग पता करना अब सम्भव हो गया है। पशुओं में भी इसका उपयोग बढ़ा है। इसके द्वारा गर्भ की पहचान अत्याधिक सफलता एवं सटीकता से किया जा सकता है।

• इसकी कार्य प्रणाली ध्वनि तरंगों पर आधारित होती है। अल्ट्रासाउन्ड मशीन एक विशेष प्रकार की तरंग उत्पन्न करती है जो भ्रूण से टकराती है जिससे भ्रूण की गतिविधि द्वारा या इसके दिल द्वारा या भ्रूण–द्रव्य द्वारा उत्पन्न ध्वनि तरंगों को मशीन रिकॉर्ड कर लेती है। इन ध्वनियों को हम कान में फोन या स्पीकर द्वारा सुन

सकते हैं।

- इस तरह कम से कम 45 दिन के गर्भ को पहचाना जा सकता है। अल्ट्रासाउण्ड मशीन का और भी विकास हुआ है जिससे की भ्रूण की गतिविधि को कम्प्यूटर स्क्रीन पर देखा जा सकता है और इस विधि द्वारा अब गर्भाधान के 12 दिन बाद गर्भ की पहचान करना सम्भव हो गया है।

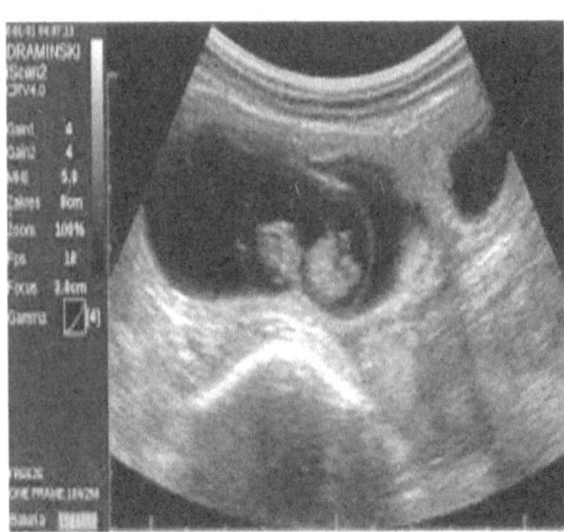
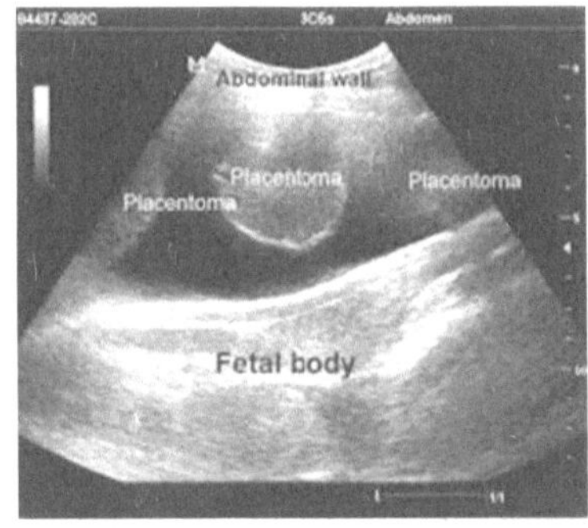

(स) प्रयोगशाला विधि–

पशुओं में गर्भ के पहचान के लिये अनेक विधियाँ विकसित की गई हैं जो उपयोग में लाई जा रही हैं। इसका मुख्य आधार गर्भ में पल रहे बच्चे द्वारा उत्पन्न पशु के आन्तरिक परिवर्तन, ऊतकों में परिवर्तन, विशेष प्रकार के द्रव्य का स्त्राव या उसका स्तर का ऊँचा या नीचा होना तथा गर्भ के वजह से उत्पन्न विशेष रासायनिक पदार्थ की पहचान करना है। प्रयोगशाला में रक्त, पेशाब या दूध की जाँच करके इन तत्वों की पहचान की जाती है।

अ. आरम्भिक गर्भ कारक की पहचान (ई.पी.एफ.)—

- यह तत्व एक प्रोटीन होता है जो गर्भ ठहरने के तुरन्त बाद उत्पन्न होता है।

- सर्वप्रथम यह महिलाओं में पाया गया था, बाद में इसकी सुअर, भेड़ और गायों में पहचान की गई।

- पशुओं में इनकी पहचान गर्भाधारण के कुछ ही दिनों बाद की जा सकती है जबकि चूहों में यह 24 घन्टे के अन्दर पाया जा सकता है।

- ई.पी.एफ. की पहचान होने से अब गर्भ की पहचान जल्दी से जल्दी की जा सकती है, जिससे कि जो पशु गाभिन नहीं हैं उनकी पहचान कर अलग किया जा सके।

ब. हॉर्मोन के स्तर का माप—

प्रारम्भिक अवस्था में ही गर्भ की पहचान करने में कई प्रकार के हॉर्मोनों की जाँच अत्यंत सहायक होती है। इनकी जाँच रक्त या दूध में की जाती है। गर्भाधान के कारण कई हार्मोनों के स्तर में उतार–चढ़ाव होता है एवं कुछ नये हार्मोन भी उत्पन्न होते हैं। यही इस जाँच का आधार होता है।

1. प्रोजेस्टेरोन :–

- पशु–प्रक्षेत्रों में गर्भ पहचान के लिये प्रोजेस्टेरोन हॉर्मोन के स्तर की माप विश्व में बहुत व्यापक स्तर पर की जाती है।

- इसके लिये खून या दूध की जाँच की जाती है।

- दूध की जाँच को खून के जाँच के स्थान पर प्राथमिकता दी जाती है, क्योंकि दूध में इस हार्मोन की मात्रा ज्यादा होती है।

- इसमें किसी सूई या इंजेक्शन की जरूरत नहीं होती है इसलिये भी यह ज्यादा उपयोगी है।

➢ इस विधि द्वारा गर्भ की पहचान गर्भाधान के 22 दिन के पश्चात् गायों में, 17–18 दिनों पश्चात् भेड़ों में एवं 21 दिन के पश्चात् सूअरों में की जा सकती है।

➢ इसकी सफलता दर 80–90 प्रतिशत् तक होती है।

2. एस्ट्रोन सल्फेट :–

➢ यह हॉर्मोन मुख्य एस्ट्रोजन है जो कि भ्रूण द्वारा उत्पन्न किया जाता है।

➢ जिसकी माप, खून, दूध, या पेशाब में की जाती है।

➢ गर्भ के दौरान इसका स्तर धीरे–धीरे बढ़ता है और 105 दिनों के बाद सभी गाभिन गायों में उच्च स्तर प्राप्त कर लेता है।

➢ इसकी जाँच 72 दिनों के बाद की जा सकती है, चूँकि यह जाँच गर्भाधान के ढाई से तीन महीने के बाद ही सम्भव है इसलिये इसकी उपयोगिता पर प्रश्न चिन्ह लग जाता है।

गायों में गर्भ–पहचान विधियों एवं तकनीकों का सारांश सारणी–

	विधि / तकनीक	समय
1.	गर्भाधान के बाद मद में वापस नहीं आना	21 दिन
2.	प्रोजेस्ट्रॉन के स्तर की दूध या खून में माप	24–40 दिन
3.	अल्ट्रासाउण्ड द्वारा गर्भ की पहचान	28 दिन
4.	भ्रूण के परत का गुदा मार्ग विधि द्वारा स्पर्श	40 दिन
5.	बच्चेदानी की शाखाओं में असमानता	35 दिन
6.	भ्रूण का गुदा मार्ग विधि द्वारा स्पर्श	45–60 दिन
7.	बच्चे और बच्चेदानी के बीच का गांठ	80 दिन
8.	मध्य बच्चेदानी नाड़ी का रक्त प्रवाह	85 दिन
9.	दूध में एस्ट्रोन सल्फेट की जांच	105 दिन
10.	गुदा–मार्ग विधि द्वारा बच्चे का स्पर्श	120 दिन

पशुओं में गर्भावस्था के सामान्य लक्षण एवं देखभाल

सफल गर्भाधान होने के पश्चात् मादा द्वारा प्रसव क्रिया सम्पन्न करने की अवधि तक के समय को गर्भकाल कहते हैं। गर्भकाल का समय विभिन्न नस्ल के पशुओं में अलग–अलग होता है। प्रायः नर बच्चे का जन्म होने पर गर्भकाल 2–3 दिन तक बढ़ जाता है। प्रथम ब्यात् की बछियों में अधिक उम्र की गायों की अपेक्षा गर्भकाल कुछ छोटा होता है। गर्भकाल का समय 10 दिन कम या ज्यादा हो सकता है। पालतू पशुओं के गर्भकाल की अवधि निम्न है:–

गाय   :   263 से 295 दिन (औसत 280 दिन)

भैंस   :   310 – 318 दिन

घोड़ी   :   327 – 357 दिन

बकरी   :   148 – 155 दिन

वैसे तो गर्भावस्था की पहचान अनेक विधियों द्वारा की जा सकती है, लेकिन पशु पालकों द्वारा बाह्य लक्षणों को देखकर ही गर्भावस्था की पहचान की जाती है। यह बाह्य लक्षण निम्न हैं–

1. पशुपालक से गर्भाधान की तिथि मालूम करके गर्भावस्था के बारे में पता लगाया जा सकता है।

2. गर्भित गाय में मद चक्र (गर्मी) आना बंद हो जाता है। परन्तु पशु पालक द्वारा अच्छी तरह देखभाल न करने पर शांत मदकाल वाले पशु बार–बार गर्मी में आने पर भी पहचान में नहीं आते हैं।

3. गर्भवती पशु का पेट धीरे – धीरे बढ़ने लगता है।

4. लगभग 4–5 माह की गर्भवती ओसर का अयन काफी विकसित हो जाता है तथा पूरे गर्भकाल में बढ़ता रहता है। परन्तु कई बार ब्याये हुए पशु में अयन का विकास प्रसव के लगभग 1 महीने पहले ही हो

पाता है।

5. गर्भवती पशु शांत रहने लगते हैं तथा धीरे–धीरे चलते हैं।

6. पशु के शरीर का भार उत्तरोत्तर बढ़ने लगता है।

7. अन्तिम अवस्था में पुट्ठे नीचे बैठ जाते हैं तथा पूँछ का सिरा एवं पूँछ के पास की हड्डी उठी हुई महसूस होती है।

8. लगभग 6 माह बाद भ्रूण की गतिशीलता पेट को दबाकर महसूस की जा सकता है। पशु के स्वास्थ्य के अनुसार पेट दबाकर, बच्चे की गति देखकर गर्भकाल का पता लगाया जा सकता है। यह दुबले पशुओं में 5 माह, स्वस्थ पशुओं में 6 माह तथा मोटे पशुओं में 7–8 माह पर संभव हो पाता है।

गर्भकाल की अवधि पूरी होने के पश्चात् बच्चे को जन्म देना प्रसव कहलाता है। प्रसव के पूर्व या गर्भकाल के अंतिम समय में मादा को सुपाच्य राशन दिया जाना चाहिए। प्रसव के समय मादा का स्वास्थ्य सामान्य होना चाहिए, उसका अधिक मोटा या निर्बल होना हानिकारक समझा जाता है। प्रसव से 2–3 सप्ताह पहले से ऐसे पशु को आरामदायक स्थान पर रखना चाहिए, उसे बहुत कम हल्का व्यायाम कराया जाना चाहिए तथा प्रसव का प्रथम लक्षण प्रदर्शित होने से बच्चे के जन्म लेने तक मादा की पूर्ण सफाई एवं सुरक्षा की व्यवस्था करना आवश्यक होता है, क्योंकि प्रसवकाल जीवन का सबसे महत्त्वपूर्ण समय होता है तथा थोड़ी सी असावधानी होने से मादा तथा बच्चा दोनों को ही नुकसान होने का भय रहता है।

प्रसव से पहले के सामान्य लक्षण सभी पशुओं में एक जैसे होते हैं लेकिन पूर्ण रूप से समान नहीं होते है। एक ही पशु के विभिन्न ब्यातों में प्रसव के लक्षणों में थोड़ा बहुत अंतर अवश्य रहता है। प्रसव पूर्व के लक्षणों

से प्रसवकाल के निश्चित समय का पता नहीं लगाया जा सकता, परन्तु अनुमानित समय का पता अवश्य लगाया जा सकता है। प्रसवकाल का पता लगाने में गर्भाधान की तारीख का विशेष महत्व है जिसके आधार पर पशु को प्रसव के 2–3 सप्ताह पूर्व अलग करके उसकी उचित देखभाल एवं पोषण व्यवस्था की जा सकती है।

गर्भावस्था के दौरान होने वाली बीमारियां एवं समस्याएँ

❖ ब्यात के पूर्व देखभाल एवं रखरखाव

गर्भस्थ पषु को अलग आवास में रखना चाहिए जिसमें उचित घास की बिछावन हो तथा हवादार होना चाहिए, ताकि उसकी अन्य पषुओं से सुरक्षा तथा उसकी उचित देखभाल एवं प्रबंधन हो सके। ये गर्भस्थ पषु को अन्य पषुओं से होने वाले संक्रमण से भी बचाता है।

गर्भस्थ पषु का अंतिम महीनों में दूध नहीं दुहना चाहिए, इस समय गर्भ में बच्चे का विकास तेजी से होता है। जिसके कारण उन्हें अधिक ऊर्जा की आवष्यकता होती है तथा दुधारु पषुओं की ऊर्जा दुग्ध उत्पादन में ही खर्च हो जाती है जिसे रोकने के लिए गर्भावस्था के अंतिम महीनों में दुग्ध दोहन बन्द कर देना चाहिए। इस समय पषु को कैल्षियम आहार में नहीं देना चाहिए।

❖ ब्यात के पूर्व लक्षण :–

- योनि में सूजन
- थनो का भरना
- पषु अपने आपको समूह से अलग कर लेता है
- प्रसव पीड़ा के कारण बार बार उठता बैठता व बेचैन रहता है।

❖ ब्यात के पूर्व ध्यान देने योग्य बातें :–

- **फूल का बाहर आना** – (चित्र–1)

ब्यात के पूर्व गर्भ में बच्चे का आकार बढ़ने से उत्पन्न दबाव, उदर के भार जाने से उन्पन्न दबाव के कारण तथा ब्रहद तंतुओं के षिथिल होने के कारण ग्रीवा व योनि बाहर निकल आते है जिसे फूल का बाहर आना भी

कहते हैं। इस अवस्था में बाहर निकले आंतरिक अंगों को साफ गुनगुने पानी से साफ कर सावधानी पूर्वक अंदर करना चाहिए एवं पषु चिकित्सक की सलाह लेना चाहिए।

● बच्चेदानी का घूम जाना :– (चित्र–2)

गर्भाषय के वलयों का आंतरिक भाग (धुमाव) बृहद तंतुओं से जुड़ा रहता है तथा बाह्म भाग (धुमाव) स्वतंत्र रहता है तथा गौवंष मे एक वलय मे गर्भ ठहरने के कारण गर्भाषय में अनियमितता उत्पन्न होती है। जिसके कारण बच्चादानी अपने ही अक्ष पर धूम जाती है। इसका प्रमुख लक्षण है पहले तो पषु बच्चा देने के लिए बहुत जोर लगता है इसके पष्चात् शांत खड़ा हो जाता है। ऐसी अवस्था में तुरंत चिकित्सकीय सलाह व इलाज लेना चाहिए।

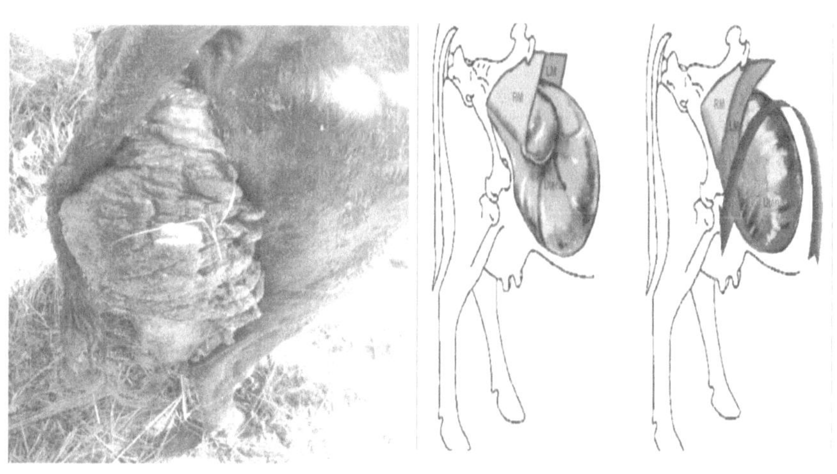

चित्र–1   चित्र–2

❖ गर्भपात–

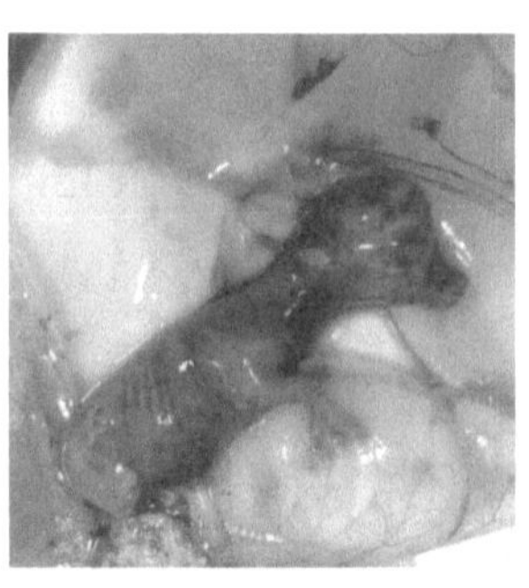

मृत अथवा 24 घंटे से कम समय तक जीवित भ्रूण का गर्भकाल पूर्ण होने के पूर्व गर्भाषय से बाहर निकलना गर्भपात कहलाता है। गर्भपात गर्भकाल के किसी भी समय विभिन्न कारकों के कारण हो सकता है। यद्यपि भैंसों में गर्भपात की औसत (2–3 प्रतिषत) गायों (4.72 प्रतिषत) की अपेक्षा कम पाई गयी है, पर यह गाय–भैंस में प्रजननहीनता का एक प्रमुख कारण हो सकता है तथा पषुपालकों के आर्थिक पक्ष पर गंभीर प्रभाव डाल सकता है। गर्भपात से होने वाली प्रमुख आर्थिक हानियों में एक अनुत्पादित गर्भ का नुकसान, गर्भपात के पश्चात् होने वाली बच्चेदानी की बीमारियाँ और उनसे संबंधित प्रजननहीनता तथा गर्भपात कराने वाले संक्रामक कारकों का अन्य पषुओं पर होने वाला प्रभाव शामिल है।

गर्भपात निम्नलिखित कारकों से हो सकता है–

(क) संक्रामक कारक

(ख) असंक्रामक कारक

(क) संक्रामक कारक–

गर्भपात कराने वाले वास्तविक कारक का पता लगाना एक कठिन कार्य है। इसका प्रमुख कारण गर्भपात होने के पूर्व ही भ्रूण का गर्भाषय में स्वलयन होना तथा सड़ जाना है कि जिसके कारण सही नमूने नैदानिक प्रयोगषाला में नहीं पहुँच पाते हैं, पर नवीनतम सूचना के अनुसार कुछ वर्षों में फ्लोरसेंट एंटीबॉडी टैक्नीक के द्वारा गर्भपात के संक्रामक कारकों की पहचान में काफी प्रगति हुई है। गर्भपात कराने वाले संक्रामक कारकों में 2.9 प्रतिषत गर्भपात ब्रूसेला अर्बोर्टस नामक जीवाणु से होते हैं। यह गाय एवं

भैंसो में गर्भपात कराने वाला सबसे घातक कारक है जिसमें गर्भावस्था के आखिरी त्रैमास में गर्भपात होता है। इस जीवाणु का सचंरण सवंमित भैंसों के जननांगों के स्त्राव तथा दूध से होता है। इस रोग की पहचान भ्रूण तथा अपरा के लिए गये नमूने में जीवाणु की उपस्थिति तथा दूध, रक्त आदि के परीक्षण, समूह परीक्षण तथा अन्य सीरमीय परीक्षणों के द्वारा की जा सकती है। गर्भपात के बाद अनिर्गत अपरा इस रोग का प्रमुख सूचक हो सकती है।

लेप्टोस्पाइरा पोमोना नामक स्पाइरोकीट भी गर्भपात के प्रमुख जीवाणु जनित कारकों में से एक है। इसमें तीव्र ज्वर के बाद अधिकतर गर्भावस्था के आखिरी त्रैमास में गर्भपात होता है। लिस्टीरियोसिस नामक बीमारी में भी ज्वर के बाद या बिना किसी लक्षण के गर्भपात हो जाता है। यह उन पषुओं में अधिक पाया गया है जिनके पोषण में मुख्यतः साइलेज का प्रयोग किया जाता है। इन बिमारियों का निदान समूह परीक्षण के द्वारा किया जा सकता है। अन्य जीवाणु जैसे कि विब्रीयोसिस, यक्ष्मा रोग, कोराइनीवैक्टेरियम पायोजेनिरा, गास्टुरेला मल्टोसिडा, सालमोनेला पैराटाइफी इत्यादि भी भैंसों में गर्भपात का कारण हो सकते हैं।

विभिन्न विषाणु जनित कारक भी भैंसों में गर्भपात करा सकते हैं जिनमें बोवाइन बाइरल राइनोट्रेकिआइटिस, गोपषु गर्भपात महामारी, बोवाइन डायरिया प्रमुख हैं। संक्रामक बोवाइ राइनोट्रेकिआइटिस जनित गर्भपात प्रायः गर्भकाल के प्रथम त्रैमास में होते है तथा इनमें अपरा अनिर्गत रहती है। जबकि गोपषु गर्भपात महामारी (ऐपीजूटिक बोवाइल एवार्सन) से 6–8 माह के बीच गर्भपात होता है।

कवक जनित कारक जैसे कि ऐस्पर्जिलस एवं म्यूकरेल्स की प्रजातियाँ 5–7 माह के बीच गर्भपात कराते हैं। इनमें प्रायः भ्रूण की गर्भषय में ही

मृत्यु हो जाती है अथवा निर्बल षिषु पैदा होता है जो कि शीघ्र ही मर जाता है।

इसके अलावा कई प्रोटोजोआ समूह के कारक जैसे कि ट्राइकोमोनिएसिस भी गर्भपात का एक प्रमुख कारक है यह प्रोटाजोआ सवंमित साँड द्वारा गर्भाधान कराने अथवा कृत्रिम गर्भाधान से भैंसों में फैलता है। इससे गर्भकाल के प्रथम 2–3 माह के भीतर ही गर्भपात हो जता है। प्रायः यह भी देखने में आया है कि उच्च ज्वर, चाहें वह किसी भी कारण से हुआ हो, पषुओं में गर्भपात का कारण होता है।

(ख) असंक्रामक कारक

विभिन्न असंक्रामक कारक जैसे कि रासायनिक अथवा जहरीले पदार्थ, कुपोषण, अनुवांषिकी कारक, भौतिक कारक गर्भपात कराने में समर्थ हैं।

विभिन्न रसायनों तथा जहरीले पदार्थों का किसी भी रुप में सेवन अथवा प्रयोग गर्भपात का कारण हो सकता है। इसके अलावा शरीर में विभिन्न हार्मोन का संतुलन बिगड़ जाने से भी गर्भपात हो सकता है। एलर्जी, शारीरिक बीमारी तथा अनुवांषिक विकृतियाँ भी गर्भपात करा सकती है। गर्भावस्था के दौरान विभिन्न कारक जैसे कि गाभिन भैंस का कृत्रिम गर्भाधान लड़ना, दौड़ना, असामान्य वातावरण, लम्बी यात्रा कराना इत्यादि भी गर्भपात के कारण हो सकते है।

❖ गर्भपात से बचाव–

1. नये खरीदे गये पषुओं को मूल पषुओं में शामिल करने से पहले क्वारेनटाइन (कम से कम 21 दिन) में रखें एवं पषुचिकित्सक से जाँच कराने के बाद ही मूल पषुओं में शामिल करें। नये पषुओं को उसी डेरी फार्म से खरीदें जो पषुओं के समस्त अभिलेख रखता हो।

2. कृत्रिम गर्भाधान के लिए निर्जमीकृत औजारों का प्रयोग किया जाना

चाहिए।

3. सकंमित सांड को प्राकृतिक गर्भाधान के लिए प्रयोग में नही लाना चाहिए एवं सकंमित पषुओं को प्रजनन से वंचित रखना चाहिए अथवा नष्ट कर देना चाहिए।

4. डेरी फार्म का वातावरण स्वच्छ एवं निर्जमीकृत होना चाहिए।

5. ब्रूसेलोसिस से बचाव के लिए ब्रूसेला ऐर्बॉर्टस स्ट्रेप—19 का टीका लगाकर समूह को इस जीवाणु से होने वाले गर्भपात से बचाया जा सकता है।

6. पषुओं के चारे में अचानक परिवर्तन नहीं करना चाहिए।

7. खराब साइलेज का चारे के रुप में प्रयोग नहीं करना चाहिए।

8. जिन पषुओं में गर्भपात हुआ हो उन्हें समूह के बाकी पषुओं से अलग कर देना चाहिए तथा भ्रूण को किसी गड्ढ़े में चूना मिलाकर गाड़ देना चाहिए।

9. पषुओं में गर्भाधान कराने से पूर्व, उस सांड अथवा वीर्य का सकंमित न होना सुनिष्चित कर लेना चाहिए।

गाय—भैंसों में प्रजननहीनता के इन उपरोक्त कारणों पर उचित ध्याान देकर तथा उनके निवारण से ही अधिक से अधिक लाभ लिया जा सकता है। पषुपालकों में इस पषु के उचित प्रबंधन एवं प्रजनन संबंधी जानकारी इसे देष के प्रमुख दुग्ध उत्पादक पषु के रुप में स्थापित करने में मदद करेगी तथा देष की अर्थव्यवस्था में पषुपालन एवं दुग्ध उत्पादन व्यवसाय को प्रमुख स्थान दिलाने में मदद करेगी।

मादा पशुओं में प्रसव के बाद होने वाली समस्याएँ

1. बांझपन

कारण एवं उपाय

भारत वर्ष में पशुपालन व डेयरी उद्योग में बड़े नुकसान हेतु पशुओं का बांझपन एक प्रमुख कारण है। बांझ पशु को पालना एक आर्थिक बोझ होता है। ज्यादातर देशों में बाँझ पशुओं को बूचड़खानों में भेज दिया जाता है। पशुओं में दूध न देने के 10 से 30 प्रतिशत् मामले बांझपन और प्रजनन विकारों से प्रभावित हो सकते है। अच्छा प्रजनन हासिल करने के लिए नर और मादा दोनों पशुओं को अच्छा पोषण प्रदान कर रोगों से मुक्त रखा जाना चाहिए।

गौ पशुओं में बांझपन के कई कारण हैं। बांझपन या गर्भधारण कर एक बच्चे को जन्म देने में विफलता मादा में कुपोषण, संक्रमण, जन्मजात दोषों, प्रबंधन त्रुटियों और अंडाणुओं या हार्मोनों के असंतुलन के कारण हो सकती हैं।

मद चक्र

गायों और भैसों दोनों का मद चक्र 18–21 दिन का होता है तथा इसमें मदकाल (कामोत्तेजना अवधि) 18–24 घंटे के लिए होता है लेकिन भैंस में मद शांत रहने के कारण किसानों के लिए एक बड़ी समस्या पैदा करता है। किसानों के अल सुबह से देर रात तक 4–5 बार जानवरों की सघन निगरानी करनी चाहिए। मदकाल का गलत अनुमान बांझपन के स्तर में वृद्धि कर सकता है। पशुओं में मदकाल के दृश्य लक्षणों का अनुमान लगाना काफी कौशलपूर्ण बात है जो किसान अच्छा रिकार्ड बनाए रखते हैं

और जानवरों के मद लक्षण देखने में अधिक समय बिताते हैं वे बेहतर परिणाम प्राप्त कर सकते है।

गौ पशुओं को बांझपन से बचाने के उपाय

➢ मदकाल या कामउत्तेजना अवधि के दौरान गर्भाधान किया जाना चाहिए।

➢ जो पशु मद के लक्षण नहीं दिखाते या जिन्हें मद चक्र नहीं आ रहा हो उनकी जाँच कर इलाज किया जाना चाहिए।

➢ अंतः एवं बाह्य परजीवों से प्रभावित होने पर छह महीने में एक बार पशुओं को कीड़े की दवा (डीवर्मिंग) कर उनका स्वास्थ्य ठीक रखा जाना चाहिए।

➢ पशुओं को ऊर्जा के साथ प्रोटीन, खनिज लवण और विटामिन की आपूर्ति करने वाला एक अच्छा संतुलित आहार दिया जाना चाहिए। यह गर्भाधान की दर में वृद्धि करता है, स्वस्थ गर्भावस्था, सुरक्षित प्रसव सुनिश्चित करता है, संक्रमण की घटनाओं को कम और एक स्वस्थ बछड़ा होने में मदद करता है।

➢ अच्छे पोषण के साथ मादा बछड़ों की देखभाल उन्हें दो–तिहाई इष्टतम शरीर के वजन के साथ सही समय में यौवन प्राप्त करने में मदद करता है जो प्रजनन एवं बेहतर गर्भाधान के लिए उपयुक्त होता है।

➢ बछड़े के जन्मजात दोष और संक्रमण से बचने के लिए सामान्य रूप से सांड़ के प्रजनन इतिहास की जानकारी बहुत महत्वपूर्ण है।

➢ गर्भाधान के 60–90 दिनों के बाद गर्भावस्था की पुष्टि के लिए जानवरों की जांच योग्य पशु चिकित्सकों द्वारा कराई जानी चाहिए।

➢ जब गर्भाधान होता है तो गर्भावस्था के दौरान मादा यौन उदासीनता

की अवधि में प्रवेश करती है एवं मद लक्षण प्रदर्शित नहीं होते। गाय के लिए गर्भावस्था अवधि लगभग 285 दिनों की होती है और भैंसों के लिए 300 दिनों की।

➤ गर्भावस्था के अंतिम चरण के दौरान अनुचित तनाव और परिवहन से परहेज किया जाना चाहिए।

➤ गर्भित पशु का बेहतर पोषण प्रबंधन और देखभाल के लिए सामान्य झुंड से अलग आवास में रखना चाहिए।

➤ गर्भित पशुओं का प्रसव से दो महिने पहले से दूध निकालना धीरे–धीरे बंद कर देना चाहिए और उन्हें पर्याप्त पोषण और व्यायाम दिया जाना चाहिए। इससे माँ के स्वास्थ्य में सुधार करने में मदद मिलती है। तथा औसत वजन के साथ एक स्वस्थ बच्चे का प्रजनन होता है, रोगों में कमी होती है और यौन चक्र की शीघ्र वापसी होती है।

2. गाय–भैंसों की बच्चेदानी/गर्भाशय संबन्धी बीमारियाँ

जब कोई गाय/भैंस सांड से मिलने अथवा कृत्रिम गर्भाधान के बाद गर्मी में नहीं आती, तब पशु पालक मान लेता है कि गाय/भैंस गाभिन हो गई है। जब पशु पालक ऐसे पशु को पास के पशु चिकित्सालय में 4–5 माह बाद ले जाकर जाँच करवाता है, तब डॉक्टर की जाँच से मालूम होता है कि बच्चेदानी में गर्भ नहीं है और उसकी जगह मवाद जमा हो गया है। इस बीमारी के कारण पशुपालक को 4–6 माह में व्यर्थ की आर्थिक हानि उठानी पड़ती है क्योंकि पशु से बच्चे मिलने का समय बढ़ जाता है, ब्यात् से ब्यात् के बीच कुल दूध की प्राप्ति कम हो जाती है तथा पशु के दो ब्यातों के बीच का समय अधिक लम्बा हो जाता है। इसके साथ–साथ बच्चेदानी में मवाद के कारण पशु के स्वास्थ्य में गिरावट भी आ जाती है

फलस्वरूप पशु के इलाज में भी पशुपालक को पैसा खर्च करना पड़ता है। ऐसे पशु के इलाज में जितनी अधिक देरी होगी, उतना ही पशु पालक को अधिक हानि उठानी पड़ेगी अतः इस बीमारी के बारे में सभी जरूरी बातें जान लेना उनके लिए फायदे का काम है।

यह बीमारी पशुओं के उनके गर्भकाल अथवा उनके प्रसव के तुरन्त बाद हो सकती है।

1. गर्भकाल के दौरान पशुओं की बच्चेदानी में मवाद पड़ जानाः–

गर्भकाल के शुरू के दिनों (साधारणतः पहले चार–पाँच महीने) में कुछ मवाद फैलाने वाले जीवाणु पशु की बच्चेदानी में यह बीमारी उत्पन्न करते हैं। इनमें 'ट्राइकोमोनस फीटस' परजीवी विशेष रूप से जिम्मेदार होता है। इस प्रकार के जीवाणु या तो कृत्रिम गर्भाधान के समय वीर्य के साथ पशु की बच्चेदानी में प्रवेश करते हैं अन्यथा ये शरीर के अन्य भाग से खून द्वारा या जननांगों से प्रवेश करते हैं, जिसके कारण गर्भाशय में मवाद इकट्ठा हो जाता है तथा बच्चेदानी का आकार बढ़ जाता है। कभी–कभी जीवाणुओं के कारण गर्भपात भी हो जाता है। बच्चेदानी में मवाद होने का पता डॉक्टर द्वारा बच्चेदानी की जाँच द्वारा लगता है।

इस बीमारी में न तो पशु को कोई दर्द महसूस होता है और न ही कोई बीमारी जैसे लक्षण दिखाई देते हैं। महत्वपूर्ण तथ्य यह है कि पशु में गर्म होने के लक्षण भी दिखाई नहीं देते तथा दूध के उत्पादन में भारी कमी आ जाती है। कभी–कभी पशु की योनि में बदबूदार पीला रंग का मवाद मिला पानी सा निकलता है, जो कि पशुपालकों को पशु के बैठने या पेशाब/गोबर करने पर साफ दिखाई देता है, परन्तु इस स्त्राव की मात्रा बीमारी की स्थित के अनुसार अलग–अलग हो सकती है। यह मैला पानी सफेद, सलेटी सफेद, हल्का या गाढ़ा पीला या छिछड़ेदार हो सकता है।

जब यह मैला बहुत दिनों तक आता रहता है तब पशु के पिछले भाग में एक सड़ने जैसी बदबू आने लगती है और पशु की पूँछ या योनि के पास यह मैला सूख कर चिपक भी जाता है। पशु बार–बार योनि अन्दर से निकालने के लिए कोशिश करता है व निहुकता हो जाता है, जैसे कुछ दर्द/तकलीफ हो।

1.   पशु के ब्याने के बाद उसकी बच्चेदानी में मवाद पड़ना :–

पशु के ब्याने के बाद करीब 15 से 50 दिन तक यह बीमारी देखने में मिलती है, जिसके कई कारण हो सकते हैं। जिनमें प्रमुख है– पशु के बच्चेदानी में बच्चे के फंसने पर दी गई सहायता, पशु ने अपरा या जेर न गिरायी हो अथवा पशु के प्रसव के बाद गर्भाशय में सूजन आ गई हो। प्रायः पशु ब्याने के बाद 6 से 10 घंटे के अन्दर जेर गिरा देता है, लेकिन कभी–कभी कमजोर पशु में गर्भाशय की माँसपेशियों में जेर बाहर निकालने के लिए ताकत कम होने या न होने से पशु जेर नहीं गिरा पाता। इसका कारण गर्भाशय के अन्दर जेर के सड़ने–गलने से व अनेक मवाद बनाने वाले जीवाणु से मवाद इकट्ठा हो जाता है। इस समय किसी भी प्रकार से जेर खींचने का प्रयत्न करने पर पशु के अन्दर बच्चेदानी में कमजोर तन्तुओं के टूटकर फट जाने से व खून की नसें खिंचकर फूट जाने से अधिक खून जमा हो जाता है, जिससे मवाद और अधिक बनने लगती है।

उपचार तथा रोकथाम

अगर ठीक समय पर बीमार पशु को किसी पशु चिकित्सक के पास ले जाकर जाँच कराई जाये तो इस बीमारी का सही इलाज सम्भव है। इसलिए पशुपालकों को निम्नलिखित बातों का विशेष ध्यान रखना चाहिए–

1. अपने पशु को गाभिन कराने के 3 महीने के बाद जल्दी से जल्दी नजदीक के पशु चिकित्सालय में डॉक्टरी जाँच के लिए ले जाएं।

2. यदि जाँच कराने पर पशु गाभिन निकले तब फिर से 2–2 माह के समय के अंतर से जाँच करवाते रहना चाहिए। इस प्रकार यदि गर्भपात या बच्चेदानी की बीमारी का जल्दी पता लग सकेगा तो उसका सही इलाज जल्दी से हो सकेगा।

3. अगर गाभिन पशु की बच्चेदानी में से बदबूदार या किसी अन्य तरह का   मैला निकलता है तो तुरन्त किसी पशु चिकित्सक से सलाह लेनी चाहिए।

4. पशुओं में जब यह बीमारी काफी दिनों से हो रही होती है, तब उपचार बहुत मुश्किल होता है तथा पशु बांझ तक हो सकता है। इसलिए पशु का ध्यान सावधानी से रखना चाहिए।

5. अगर पशु ने ब्याने के 10 से 12 घंटे तक जेर नहीं गिरायी है तो तुरन्त पशु चिकित्सक की सलाह लेनी चाहिए।

6. इस बीमारी में न तो स्वयं और न ही किसी अनजान आदमी जैसे – ग्वाला, मजदूर, पड़ोसी आदि द्वारा पशु की छेड़छाड़ करवानी चाहिए। रागय से डॉक्टर की सलाह लेकर ही कुछ करे।

7. गाभिन पशुओं के साफ–सुथरे बाड़े में अलग करके रखना चाहिए, जहाँ पर किसी प्रकार के संक्रामक जीवाणु के कारण बीमारी न पहुँच सके।

8. गाभिन पशु में किसी भी नये लक्षण दिखने पर जल्दी से जल्दी पशु चिकित्सक से जाँच करवायें तथा बताये गये इलाज का ध्यान से उपयोग करें।

गौवंश में कृत्रिम गर्भाधान : समस्या एवं समाधान

गौवंष हमारे देश का एक महत्वपूर्ण दुधारु पशु हैं, जिसका भारत वर्ष की अर्थव्यवस्था में प्रमुख योगदान हैं। भैंसों में दुग्ध उत्पादन की क्षमता गायों की तुलना में अधिक होती हैं। परंतु कुछ प्रजनन की समस्याओं के कारण पशु पालक इससे 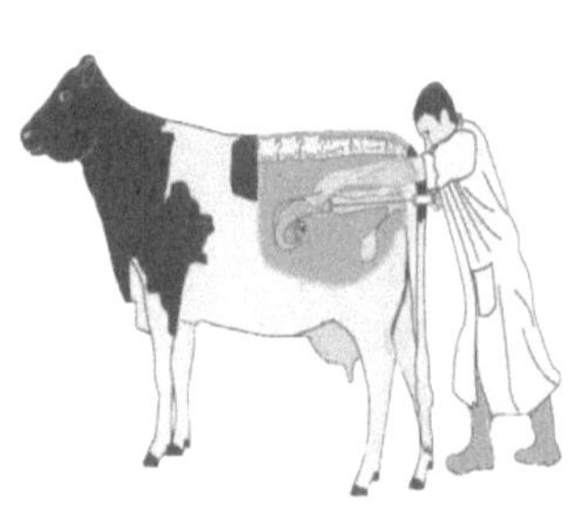 पूर्णतः लाभ नहीं ले पाते हैं। इनमें से कृत्रिम गर्भाधान भी एक प्रमुख समस्या है। गौवंष में गर्भाधान की दो मुख्य विधियाँ हैं:– प्राकृतिक गर्भाधान – इसके अर्तगत कोई भी अच्छी नस्ल के सांड द्वारा प्रजनन कराया जाता है परंतु इसमें उसकी वंशावली पर पूरा ध्यान नहीं रख पाते। कृत्रिम गर्भाधान– इसके अंतर्गत परीक्षित स्वस्थ सांडों के वीर्य का प्रयोग किया जाता है तथा वंशावली पर विषेष ध्यान दिया जाता हैं।

कृत्रिम गर्भाधान पशुओं में प्रजनन की एक वैज्ञानिक विधि है जिसमें उन्नत नस्ल के स्वस्थ्य परीक्षित सांडों का वीर्य एकत्रित करके उसका परीक्षण किया जाता है उसके बाद उसका तनुकरण करके गर्म मादा पशु की जनन नलिका में उचित स्थान पर प्रवेष कराया जाता हैं। देश के लगभग सभी राज्यों में कृत्रिम गर्भाधान के क्रेन्द खोले गए है, जिनका मुख्य उद्देशय दुधारु जानवरों की नस्ल सुधारना है। आज देश के उन्नत नस्ल पशु बाहुल्य राज्यों जैसें पंजाब, हरियाणा, गुजरात आदि में कृत्रिम गर्भाधान ही प्रजनन की मुख्य विधि हैं। यह पशु पालन व्यवसाय में एक आधारभूत कड़ी है। प्राकृतिक गर्भाधान की तुलना में कृत्रिम गर्भाधान के

बहुत लाभ है जैसे किः–

1. एक वर्ष में एक उन्नत सांड कृत्रिम गर्भाधान द्वारा 6–8 हजार गौवंष को गाभिन कर सकते जबकि प्राकृतिक प्रजनन से केवल 300–400 भैंसों को ही गाभिन किया जा सकता हैं।

2. इस तकनीक से उन्नत नस्ल के परीक्षित सांडों के स्वस्थ वीर्य के उपयोग होने पर ज्यादा नियंत्रण रहता हैं।

3. इस तकनीक द्वारा प्रजनन संबंधी बहुत सी संक्रमित बीमारियों जैसे कि– ब्रुसेल्लोसिस, ट्रायकोमोनियसिस, विब्रियोसिस आदि पर ज्यादा नियंत्रण रखा जा सकता हैं।

4. इसके लिये पशुपालकों को अलग से सांड पालने की आवष्यकता नहीं होती है, जिससे सांड रखने का खर्च बच जाता हैं।

5. इसके दौरान पशु तथा उसके जननांग की भी जांच हो जाती है। अगर कोई प्रजनन संबंधी व्याधि हुई तो साथ ही साथ इलाज भी हो जाता हैं।

6. सांड की तुलना में वीर्य को एक से दूसरे स्थान आसानी से ले जाया जा सकता है एवं स्वस्थ सांड के वीर्य से प्रजनन कराया जा सकता है।

अगर कृत्रिम गर्भाधान तकनीक का पूर्ण वैज्ञानिक विधि से उपयोग किया जाये तो इससे कोई हानि नहीं हैं। लेकिन अज्ञानतावश कुछ लोग इस तकनीक में कई खामियां निकालकर आज भी प्राकृतिक प्रजनन पद्धति पर निर्भर हैं, और पषुपालन व्यवसाय में पिछड़े हुये हैं। कुछ बिंदुओं के आधार पर अज्ञानतावष कुछ लोग इससे परहेज करते हैं, जैसे कि–

1. **गर्भधारण दर (कन्सेपसन रेट):** कुछ लोगों में भ्रांति है कि भैंसों में कृत्रिम गर्भाधान से गर्भधारण कम होता है, जो कि निराधार हैं। वास्तव में अगर इस तकनीक का सही प्रयोग किया जाये, तो इससे गायों की तुलना में भैंसें ज्यादा गर्भित हो सकती हैं। शोध संस्थानों एवं अन्य शासकीय संस्थानों में यह दर हिमीकृत / फ्रोजन वीर्य से 50—60 प्रतिषत एवं तनुकृत तरल / लिक्वड वीर्य से 75—80 प्रतिशत तक पायी गई हैं। जबकि, पषुपालन के क्षेत्र में विकसित प्रदेषों के प्राईवेट डेयरी फार्म में यह 30—50 प्रतिषत तक हैं। भैंसों में गर्भधारण दर अच्छा होने के लिये निम्नलिखित बातें जरुरी हैं

1. उन्नत नस्ल के स्वस्थ्य सांड के वीर्य की उपलब्धता
2. मादा पशु की शारीरिक क्षमता एवं स्वास्थ्य
3. तकनीशियन की कुशलता एवं तकनीकी ज्ञान
4. भैंसों का उचित पोषण एवं प्रबंधन।

पशुपालक जिनके पास एक या दो पशु हैं वे अपने नजदीक के कृत्रिम गर्भाधान केन्द्र से संपर्क कर गर्भाधान करा सकते हैं। पशुपालक जिनके पास ज्यादा संख्या में पशु हैं वे भैंस के सांड के वीर्य हेतु संभागीय वीर्य संग्रहण केन्द्र या सी. आई. आर. बी., हिसार (हरियाणा), एन. डी. डी. बी. के केन्द्र (एस. ए. जी., विडज— गुजरात; सलोन— रायबरेली; उ.प्र.; बायफ — पुणे) इत्यादि से वीर्य खरीदकर उपयोग में ला सकते हैं।

इस तकनीक के लिये भैंस का स्वस्थ्य होना अति—आवश्यक हैं। विभिन्न प्रकार के जननांग दोष या व्याधियों से ग्रसित पशु गर्भित नहीं हो पाते हैं। अतः इनका परीक्षण एवं निराकरण करना जरुरी होता हैं। बगैर उपचार के गर्भाधान कराने से जानवर गर्भधारण करने में असमर्थ होता हैं।

तकनीशियन की कुशलता एवं उसका तकनीकी ज्ञान कृत्रिम गर्भाधान

की कुशलता के लिये बहुत महत्वपूर्ण हैं। इसके लिये इसका व्यवहारिक प्रषिक्षण प्राप्त करना अत्यंत आवष्यक हैं। तकनीशियन को चाहिये कि कृत्रिम गर्भाधान पूरी तरह से वैज्ञानिक पद्धति द्वारा करें। खास तौर से हिमीकृत वीर्य का पुनः द्रवीकरण, मदकाल (गर्मी/हीट/इस्ट्रस) के सही समय की पहचान, वीर्य के रखरखाव एवं उपयोग की विधि, कृत्रिम गर्भाधान की क्रियाविधि इत्यादि। तकनीशियन को गर्भ पहचान में भी निपुण होना चाहिये क्योंकि कुछ गाभिन जानवर भी कभी–कभी मद के लक्षण प्रकट करते हैं और अगर ऐसे जानवरों का गर्भाधान किया गया तो गर्भपात भी हो सकता हैं।

सभी भैंसों का उचित पोषण एवं रख–रखाव भी इसकी सफलता को प्रभावित करता हैं। भैंसों के ब्याने के 45–60 दिन तक पहले या दूसरे मदकाल में गर्भाधान कराने के अच्छे परिणाम आते हैं। इस तरह भैंस हर एक साल में एक बच्चा पैदा कर सकती हैं।

2. भैंसों में हीट/ मद / गर्मी की पहचान न कर पानाः

प्रायः यह देखा गया है कि भैंसे गा तो गर्मी/मद/हीट/ईस्ट्रस में आती ही नहीं हैं (अनईस्ट्रस) और अगर आती हैं तो इसके लक्षण पूर्णतः प्रकट नहीं कर पाती है (सायलेंट ईस्ट्रस), जिससे कि कृत्रिम गर्भाधान करने में कठिनाईयाँ आती हैं। यह समस्या ग्रीष्म ऋतु में ज्यादा देखने को मिलती है, अतः इनसे बचाव हेतु भैंसों को छाया वाली जगह में आवास देना चाहिये और पीने के पानी की समुचित व्यवस्था करनी चाहियें। ठंडक के लिये तैरने की व्यवस्था/आवास में पानी के फुब्बारे, पंखे बगैरह की व्यवस्था करना चाहिये। हीट/मदकाल की पहचान सुबह शाम ठंडक के समय सांड छोड़कर एवं इसके लक्षण देखकर की जा सकती हैं। अगर हो सके तो हर आठ घंटे में करें। इस समय धूप से जानवरों को बचाना बहुत

जरुरी होता हैं भैंसों को आहार में हरा चारा देना चाहिये। ऐसे पशुपालक जिनके पास मदकाल पहचानने हेतु बाड़े नही हैं तथा पड़ा सभी भैसो को अच्छे से नही जांच पाता फलतः मद की अनदेखी (अन आब्जर्वड ईस्ट्रस) हो जाती है। इस समस्या से निजात हेतु पशुओ में ब्यातोपरांत 45—60 दिनों में मद तुल्याकन (ईस्ट्रस सिंक्रोनाइजेशन) करके एक तय समय में कृत्रिम गर्भाधान कर गर्भित कराया जाना उचित होता है।

पशुपालक इन सभी बातों का ख्याल रखते हुये अपने जानवरों का प्रजनन प्रबंधन करके इस व्यवसाय से अधिक लाभ अर्जित कर सकते हैं। ज्यादा जानकारी हेतु अपने निकटतम पशु मादा रोग विशेषज्ञ से संपर्क कर सकते हैं।

प्रजनन अनियमिततायें, प्रजनन हीनता : मुख्य कारण एवं निवारण

भारतीय कृषकों की आय के प्रमुख स्त्रोत खेती व पषु उत्पाद मुख्यतः दुग्ध है। अतः पर्याप्त आय हेतु उच्च खेती के साथ रोग मुक्त पषुधन भी आवष्यक है। गोपषुओं की दुग्ध उत्पादकता व अन्ततः कृषक आय प्रभावित होने पर दुग्ध उत्पादकता व अन्ततः कृषक आय प्रभावित होती है। दुधारु पषुओं में अनेकों प्रजनन संबंध समस्यायें हैं जो उनकी प्रजनन क्षमता को प्रभावित करती हैं, जिससे पषु प्रजननहीनता का षिकार हो जाती हैं और अंततः उनकी उत्पादन क्षमता काफी कम हो जाती है। यदि हम पषुओं में प्रजननहीनता के कारकों की जानकारी रखें एवं उनके निदान के लिए प्रयास करें तो वर्तमान उत्पादन दर को और ज्यादा बढ़ा सकते हैं। पषुओं में प्रजननहीनता के अनेकों कारण हैं, परन्तु मुख्य कारण अधिकतर पषुओं को प्रभावित करते हैं जो निम्नलिखित हैं

1. पुनरावृत प्रजनन (रिपीट ब्रीडिंग)

2. अमदकाल

3. पुटीय डिम्बग्रंथि

4. गर्भपात

1 पुनरावृत प्रजनन (रिपीट ब्रीडिंग) / मादा पषुओं का बार–बार गर्मी पर आना

भारत में यह समस्या 14 से 27 प्रतिषत गाय व 7 से 10 प्रतिषत भैसों को प्रभावित करती है। पुनरावृत प्रजनिक ऐसे पषुओं को कहा जाता है जो बिना असामान्य स्त्राव के साथ सामान्य जननांग, सामान्य साँड अथवा वीर्य द्वारा लगातार 3 बार गर्भित कराने पर भी गर्भ धारण नहीं कर पाते।

❖ पहचान–

ऐसे पषु गर्भित कराने के बाद भी 21 दिन के अन्तराल पर मदकाल में आते है (कभी–कभी अन्तराल अधिक भी हो सकता है)

❖ कारण–

पुनरावृत्त प्रजनन के मुख्यतः दो कारण हैं।

- **असफल निषेचन–**निषेचन मार्ग (डिंबबाहिनी) में अवरोध, डिंबक्षरण न होना (डिंबाषय ष्लेष्मपुटी आसंजन में) या युग्मक होने पर।

- **अल्पकालीन भ्रूण मृत्यु –**असमान्य गुणसूत्र, भीज्य अल्पता, उच्च वातावरण तापमान, हॉर्मोन असंतुलन या प्रतिकूल गर्भाषय होने पर। निषेचन न होने या भ्रूण मृत्यु, ऋतु चक्र के 13 वें दिन से पूर्व होने पर मदकाल निष्चित 21 दिन के अन्तराल पर आता है, अन्यथा अन्तराल अधिक हो जाता है।

❖ प्रबन्धन व चिकित्सा–

- **वीर्य की जाँच :** पुनरावृत प्रजनन प्रबंधन में सर्वप्रथम यह सुनिष्चित कर लिय जाये कि गर्भाधान में प्रयुक्त वीर्य या नर उच्च जनन क्षमता का हो।

- **सही गर्भाधान :** कृत्रिम गर्भाधान सफलता वीर्य व गर्भाधान कराने वाले व्यक्ति की योग्यता पर निर्भर करती है। प्रषिक्षित व्यक्ति (पषु चिकित्सक) द्वारा गर्भाधान कराने पर गर्भधारण दर, अकुषल व्यक्ति की तुलना में अधिक होती है। गर्भधारण के समय पषु का उचित मदकाल में होना आवष्यक है। अतः यदि पषु प्रातः काल मदकाल में आये तो सांयकाल में आये तो अगले दिन प्रातः गर्भधारण कराना चाहिए। देर या जल्दी करने पर गर्भधारण दर कम हो जाती है।

- **असामान्य डिंबक्षरण :** गौवंषीय पषुओं में डिंबक्षरण मदकाल के

10–14 घण्टे पष्चात् होता है। उस अवधि में निषेचन योग्य शुक्राणु निषेचन स्थल, डिंबवाहिनी के तुम्बिका नामक भाग तक पहुँच जाते है व निषेचन हो जाता है। परन्तु पुनरावृत प्रजनन से ग्रसित पषु में डिंबक्षरण या तो इस अवधि के पष्चात होता है या होता ही नहीं है। ये पषु पुनः मदकाल में आ जाते है। डिंबक्षरण न होने पर पुटिका बनी रह सकती है व स्थिर पुटी बनने के कारण ऋतुचक्र प्रभावित हो जाता है। डिंबक्षरण देरी से होना या न होने का विभेदी निदान गुदा परीक्षण विधि द्वारा मदकाल के दिन, ऋतु चक्र के 2 व 10–12 दिन पर डिंबाषय परीक्षण किया जा सकता है। यदि सभी परीक्षणों पर पुटिका उपस्थित हो तो डिंबक्षरण नहीं हुआ व यदि प्रथम, द्वितीय परीक्षण पर पुटिका व तृतीय परीक्षण पर उसी स्थान पर पीतपिंड उपस्थित हुआ, तो डिंबक्षरण देरी से हुआ है।

डिंबक्षरण में देरी का एल.एच. या एच.सी.जी. 1500 आई.यू.या जी एन.आर.एच. 2.5 मि.ली. मदकाल के दिन या गर्भाधान के समय देकर उपचार किया जा सकता है।

- **अब–चिकित्सीय संक्रमण :** कुछ पषुओं के जननांग स्त्राव में कोई असामान्यता नहीं दिखती लेकिन कभी–कभी स्त्राव में सफेद परतें दिखाई देती है। इन पषुओं में सामान्य ऋतुचक्र होता है। अब–चिकित्सीय संक्रमण के कारण गर्भाषय का वातावरण भ्रूण हेतु प्रतिकूल बना रहता है व भ्रूण की अल्पकालिक मृत्यु हो जाती है। इस प्रकार के संक्रमण की जाँच व्हाइट साइड परीक्षण (1 मिली. जननांग स्त्राव व 1 मिली. 5 प्रतिषत सोडियम हाइड्रॉक्साइड मिलाकर गरम करें) द्वारा की जाती है। पीला रंग गर्भाषय संक्रमण दर्षाता है। गर्भाषय संक्रमण विभिन्न ऐंटीबायोटिक्स, ऐंटीसेप्टीक्स,

हॉरमोन्स व अन्य चिकित्साओं द्वारा दूर किया जा सकता है।

- **अपर्याप्त पींत पिंड :** भ्रूण का जीवन पींत पिंड द्वारा स्त्रावित प्रोजेस्ट्रॉन पर निर्भर करता है। पीतं पिंड में असामान्यता या अपर्याप्ता होने पर गर्भपात होने से पषु पुनरावृत प्रजनक हो जाता है।

- **गर्भाधान का समय :** मदकाल ही पहचान, मुख्यतः अमदकालिक गाय–भैंस, में मानवीय त्रुटि होने पर सही समय पर गर्भाधान न होने से पुनरावृत प्रजनन की समस्या उत्पन्न हो जाती है। इसका उपचार मदकाल का समकालन एवं निश्चित समय पर गर्भाधान द्वारा किया जा सकता है। इसमें पी.जी.एफ.–2 अल्फा के दो इन्जेक्षन 11 दिन के अन्तराल पर देते है। पषु अन्तिम इंजेक्षन के 48–72 घंटे पष्चात् मद में आ जाता है अर्थात् अन्तिम इंजेक्षन के 72–96 घंटे पष्चात् गर्भाधान करने पर पुनरावृत प्रजनन की समस्या का उपचार हो सकता है। पुनरावृत प्रजनन की समस्या का निदान एवं समुचित इलाज पषु पालन व्यवसाय को लाभकारी बनाने के लिये आवष्यक है क्योंकि लाभकारी पषु पालन व्यवसाय के लिये एक वर्ष में एक बछड़ा/बछिया का लक्ष्य हासिल करना जरुरी है। किसान इस समस्या के बारे में जानकारी एवं समय पर उपचार कराकर इस समस्या से मुक्ति पा सकता है।

2. अमदकाल –

अमदकाल स्वयं कोई बीमारी नहीं है परन्तु अन्य बिमारियों का लक्षण है। इस अवस्था पर भैसें गर्मी पर नहीं आती हैं। भैसों में मदकाल मुख्यतः तीन अवस्थाओं में हो सकता है।

❖ अण्डाषय पर पींतपिंड (कार्पस ल्यूटियम) उपस्थित न होना –

कई अवस्थायें/बीमारियाँ ऐसी हैं जिनमें अण्डाषय पर पीतपिण्ड नहीं पाया जाता है। ओसर में अमदाकाल मुख्यतया आण्डाषय का छोटा होने, अविकसित जननांगों, कुपोषण एवं शरीर के अल्पविकास की वजह से हो सकता है।

कई पुरानी बीमारियों, उम्र का अधिक होना, अण्डाषय का षिथिल होना, हार्मोन्स की कमी एवं असंतुलन तथा अधिक दुग्ध उन्पादन का भार भैंसों में अमदकाल की स्थिति उत्पन्न कर देता है। अण्डाषय पर पीतपिण्ड की अनुपस्थिति होने की अवस्था में अमदकाल से प्रभावित गाय–भैंस की निम्न प्रकार से चिकित्सा की जा सकती है–

- ○ निर्बल ओसर पड़िया एवं गाय–भैंस को पोषक आहार देना चाहिए तथा एक साल से ज्यादा किन्तु अल्पमात्रा में दूध देने वाली गाय–भैंस का दूध निकालना बन्द कर देना चाहिए।

- ○ वृद्ध गाय–भैंस को मोटा चारा कम तथा पोषक सुपाच्च दाने की मात्रा अधिक देनी चाहिए।

- ○ जिन गाय–भैंस को पूर्ण आहार न मिलता हो उनके राषन का संतुलित होना आवष्यक है।

- ○ खनिजों की अल्पता होने पर डाइकैल्षियम फार्स्फेट, हड्डी का चूरा, मछली का चूरा अथवा खनिज मिश्रण खिलाना चाहिए।

- ○ वातावरण के प्रकोप से गाय– भैंस को बचाना चाहिए।

- ○ समय–समय पर गुदा परीक्षण विधि से जननांगों की जाँच कराना चाहिए तथा रोगग्रस्त गाय–भैंस को प्रजनन अभिलेखों के आधार पर पषुचिकित्सक द्वारा परीक्षण कराना चाहिए।

❖ अण्डाषय पर पीतपिंड (कार्पस ल्यूटियम) उपस्थित हो–

अण्डाषय पर पीतपिंड उपस्थित होने पर अमदकाल की स्थिति गाय–भैंस में बहुतायत में देखने को मिलती है। गाय–भैंस के गाभिन होने की दषा में अमदकाल के लक्षण दिखाई देते हैं अतः ऐसी स्थिति में गुदा स्थिति में गुदा परीक्षण विधि से गाय–भैंस के जननांगों की जाँच कराकर उसके गाभिन होने की सही स्थिति का पता लगाया जा सकता है। मादा के जननांगों की अन्य कई अवस्थायें हैं जिसमें अण्डाषय में पीतपिण्ड के उपस्थित होने के पष्चात् गाय–भैंस गर्मी पर नहीं आती। उदारहणार्थ बच्चेदानी के अन्दर षिषु का मरना एवं सूख जाना, बच्चेदानी में संक्रमण होना, गाय–भैंस के बढ़वार के समय विकार उन्पन्न होना, बच्चेदानी में मवाह होना एवं बच्चेदानी की बीमारी का गलत उपचार किया जाना।

कई बार देखने में आता है कि पषुपालक की असावधानी के कारण गाय–भैंस को अमदकाल की गिनती में ले लिया जाता है जबकि पषु नियमित समय पर गर्मी के लक्षण प्रदर्षित करता है। अतः पषुपालक को गाय–भैंस के अमदकाल के लक्षणों से अच्छी तरह परिचित होन आवष्यक है। मदकाल के कुछ प्रमुख लक्षण जिसे पषुपालक आसानी से पहचान सकते हैं, निम्नलिखित हैं–

क) गाय–भैंस बार–बार रम्भाती है।

ख) दुधारु गाय–भैंसे में मदकाल के दौरान दूध कम हो जाती है।

ग) मदकाल में गाय–भैंस खाना–पीना कम कर देती है।

घ) गाय–भैंस के भंग से पारदर्षी, चिपचिपा सा श्लेष्मा का स्त्राव होता है।

ड) गाय–भैंस बेचैनी महसूस करती है तथा बेचैनी से इधर–उधर घूमने लगती है।

च) भग की श्लेष्मिका का रंग सुर्ख गुलाबी हो जाता है।

छ) गाय–भैंस बार–बार पेशाब करती है।

अमदकाल के गाय–भैंस के उपचार के लिए पषु की गहन जाँच अति आवष्यक है। पषु प्रजनन अभिलेखों का बारीकी से अध्ययन तथा गुदा विधि से परीक्षण व जननांगों के विषय में अधिकाधिक जानकारी एकत्रित करने के बाद ही चिकित्सा प्रारंभ करनी चाहिए। यदि भैंस के अण्डाषय पर पीतपिण्ड उपस्थित हों और गाय–भैंस अमदकाल में हो तो निम्नलिखित उपाय अपनाये जा सकते हैं।

1. प्रोस्टाग्लैंडिन का इंजेक्शन उदाहरणार्थ– ल्यूटालाइज (डाइनोप्रोस्ट) 250–500 मि. ग्रा., इस्ट्रूमेट (क्लोप्रास्टिनाल) 250–500 माइक्रोग्राम, इक्यूमेट (फ्लूप्रोस्टिनाल) 250–500 माइक्रोग्राम, इलिरिन (रियाप्रोस्ट) 250–500 मि.ग्रा. अथवा डाइनोप्रोस्ट (ट्रोमेथामिन) 15 मि.ग्रा., इनमें से कोई भी इंजेक्शन अंतः माँसपेषीय देने के गाय–भैंस अगले 2 या 3 दिन में गर्मी पर आ जाती है।

2. प्रोजस्टोजेन्स जैसे सिंक्रोमेट–बी या केस्ट्रार के कैप्सूल को कान के बाहरी सतह पर अधस्त्वक् लगाकर 9 या 10 दिनों तक रहने दें। कैप्सूल निकालने के 2 दिन पूर्व (7 वें या 8 वें दिन) प्रोस्टग्लैंडिन 2 मि.लि. अंतः मांसपेषीय लगायें। कैप्सूल निकालने (9वें या 10 वें दिन) के 56–60 घंटे बाद गाय–भैंस को गर्भित कराने से गर्भधारण की दर में काफी बढ़ोत्तरी मिलती है।

3. यदि गाय–भैंस के भग से लगातार स्त्राव आ रहा है तथा उसमें गंदापन है तो स्त्राव का सुगामी परीक्षण करवाकर उचित दवा देने से 5 से 6 दिनों में गंदे स्त्राव का आना बन्द हो जाता है एवं संक्रमण दूर होते ही भैंस मदकाल के लक्षण प्रदर्षित करने लगती

है।

असामान्य मदकाल –

प्रायः यह भी देखा गया है कि अनेक भैंसों में गर्मी के लक्षण स्पष्ट परिलक्षित नहीं होते हैं। अर्थात् भैंसे अस्पष्ट या असामान्य, मदकाल की समस्या से ग्रसित होती हैं। भैंसों में यह समस्या गायों की तुलना में कहीं ज्यादा होती है। अध्ययन के दौरान भैंसों में अस्पष्ट मदकाल की समस्या 6–30 प्रतिषत तक रिपोर्ट की गयी है। इस समस्या से प्रभावित भैंसों में गुदा परीक्षण पर पता चलता है कि उसके अण्डाषय पर पीतपिण्ड उपस्थित रहता है तथा जनन अंगों में भी मदकाल में होने वाले परिवर्तन साफतौर पर पता चलते हैं। प्राकृतिक गर्भाधान में सॉड ऐसे पषुओं में मदकाल बड़े ही आसानी से पता लगा लेता था, परन्तु कृत्रिम गर्भाधान के विकास के साथ पषुपालकों को ऋतुकाल की पहचान स्वयं करनी पड़ती है। अस्पष्ट गर्मी के लक्षणों का कारण अण्डाषय पर उपस्थित वयस्क ग्रेफियन फॉलिकल द्वारा उत्पादित इस्ट्रोजन हार्मोन की मात्रा का कम होना भी हो सकता है।

भैंसों में प्रजनन पूरे वर्ष भर नहीं होता है। अधिकतर भैंसे सर्दियों के मौसम में यानि अक्टूबर से मार्च तक गर्मी (मद) पर आती हैं तथा इसी दौरान प्रजनन शक्ति अधिक होती है। यह अभी तक पूर्ण रुप से ज्ञात नहीं है कि एक निष्चित मौसम में गर्मी पर आना एक अनुवंषिक लक्षण है अथवा खान–पान या मौसम के विपरीत प्रभाव के कारण परिणाम है। यह पाया गया है कि भैंसे गायों की अपेक्षा सौर विकिरण एवं उच्चताप के लिए ज्यादा सही होती हैं। भैंसों के शरीर की मोटी अधिचर्म स्तर (इपिडर्मल लेयर) एवं उनके शरीर का गाढ़ा रंग, गर्मियों में अधिका ऊष्मा का अवषोषण करता है। भैंसों की चमड़ी में प्रति इकाई क्षेत्रफल में पसीने की

ग्रथियाँ भी काफी कम होती हैं जिसके फलस्वरुप शरीर का ताप काफी बढ़ जाता है। गर्मियों में हरा चारा एवं पोषक तत्वों की कमी भी भैंसों में प्रजनन क्षमता का ह्रास करती है। अतः गर्मियों में यदि हम भैंसों को सदैव छायादार स्थान पर बाँधें एवं दिन में 2–3 बार स्नान करायें अथवा पानी भरे तालाब में लोटने की व्यवस्था रखें तो ग्रीष्म प्रजननहीनता ही समस्या को काफी हद तक कम किया जा सकता है।

3. पुटीय डिम्बग्रंथि –

भैंसों में पुटीय डिम्बग्रंथि की बीमारी गायों की अपेक्षा कम होती है। भैंसों में इसकी प्रभाव सीमा 0.9–2.0 प्रतिशत तक जबकि गायों में 8.8–27.4 प्रतिषत तक देखी गयी है। भैंसों में इस बीमारी की प्रतिषतता कम होने का कारण, इनमें दुग्ध उत्पादन का तनाव गायों की अपेक्षा कम होना हो सकता है। पुटीय डिम्बग्रंथि मुख्यतः दो प्रकार की हो सकती है–

(क) डिम्बाषय/ ग्राफियन पुटि

इस स्थिति में डिम्बक्षरण नहीं हो पाता तथा मादा सदैव ऋतुमयी रहती है अथवा जल्दी जल्दी ऋतुमयी होती है परन्तु भैंसों की अपेक्षा गायों में ये लक्षण ज्यादा दिखाई देते है।।

(ख) ल्यूटिनीकृत पुटि–

इस स्थिति में भी डिम्बक्षरण नहीं होता है। डिम्बाषय पर ल्यूटिनीकृत पुष्टि होने पर पषु अमदकाल के लक्षण प्रदर्षित करता है।

पुटीय दषा का मुख्य कारण पिट्यूटरी ग्रंथि द्वारा ल्यूटिनीकृतहार्मोन (एल.एच.) के कम मात्रा में उत्पन्न होने से डिम्बक्षरण तथा पीतपिण्ड का विकास सामान्य रुप से न हो पाना है।

दोनो प्रकार के सिस्ट के कारण उचित उपचार के अभाव में पषु बांझपन का षिकार हो जाता है। सिस्ट का उपचार निम्नलिखित हैः

(अ) समग्र उपचार : जब सिस्ट के प्रकार का निदान संभव न हो तो दोनों प्रकार के सिस्ट के लिए उपचार एक जैसा किया जाता है।

1. इंजेक्षन रिसप्टाल अथवा गायनारिच 5 मि.ली. माँस पेषी में।

2. 10 दिन पष्चात् इंजेक्षन वेटमेट/साइक्लिक्स 2 मि.ली. अथवा इंजेक्षन ल्यूटालाइज 5 मि.ली. माँस पेषी में । दूसरे इंजेक्षन के प्रभाव से पषु 3 से 5 दिन के भीतर ऋतुकाल में आ जाता है।

3. ऋतुकाल में पषु का कृत्रिम गर्भाधान हीट के लक्षण प्रदर्षित होने के 12 घंटे में दो बार करना चाहिए।

4. प्रथम कृत्रिम गर्भाधान के साथ ही साथ रिसेप्टाल अथवा गायनारिच 5.0 मि.ली. माँस पेषी में चाहिए। इस उपचार से सिस्ट के पुनः विकसित होने की प्रक्रिया में नियंत्रण होता है।

इस उपचार से पषु में गर्भाधारण करने की संभावना बढ़ जाती है। प्रथम गर्भाधान एवं उपचार के पष्चात् यदि पषु पुनः ऋतुकाल प्रदर्षित करता है तब स्टेप 3 एवं 4 को दुहराना चाहिए। (ब) जब आप सिस्ट के निदन से पूर्णतया निष्चित हो जाते हैं, तब फॉलिकुलर सिस्ट का उपचार पूर्व वर्णित विधि (स्टेप 1से 4) द्वारा किया जाना चाहिए। ल्यूटियल सिस्ट का निदान निष्चित रुप से करने में यदि आप सफल रहते हैं, तो पूर्व वर्णित उपचार का स्टेप 1 को छोड़कर स्पेप 2, 3एवं 4 को करने की अनुषंसा की जाती है।

नर प्रजनन अंग

- नर प्रजनन प्रणाली में वृषण और सहायक प्रजनन ग्रथियाँ शामिल हैं। वृषण नर युग्मक पैदा करता है – शुक्राणुजोआ और सहायक सेक्स ग्रंथि सेमिनल प्लाज्मा को स्त्रावित करती है जो शुक्राणुजोआ के लिए पौष्टिक और परिवहन मीडिया के रूप में कार्य करती है

- **प्रसवपूर्व विकास** –यद्यपि भ्रूण का लिंग निषेचन के समय निर्धारित किया जाता है, जब तक कि प्राइमर्डियल जर्म कोशिकाओं के गोनाडल रिज में स्थानांतरित होने के बाद प्रारंभिक भ्रूण की अवधि नहीं होती है। वृषण पेट में भ्रूण के गुर्दे (मेसोनफोरस) के लिए औसत दर्जे का विकसित होता है। भ्रूण से टेस्टोस्टेरोन वृषण के और बाहरी जननांग लिंग के विकास में मदद करता है। यह वुल्फियन नलिकाओं के एपिडीडिमिस, सेमिनल पुटिका और वास डेफेरेंस के भेदभाव में मदद करता है। मुलेरियन अवरोधक पदार्थ मुलेरियन नलिकाओं के प्रतिगमन और वृषण के वंश का कारण बनता है।

- **नर प्रजनन अंगो को निम्न वर्गो में विभाजित किया गया है।**
  1. प्रमुख प्रजनन अंग – गोनाड या वृषण
  2. शुक्राणु वाहिका– अपवाही वाहिनी, अधिवृषण, वास सम्मान,
  3. सहायक प्रजनन ग्रथियाँ – एम्पुला, प्रोस्टेट, सेमिनल पुटिका और बल्बोयूरेथ्रल अंग
  4. बाह्य प्रजनन अंग– वृषणकोष

वृषणकोषः

- यह एक मध्य पट के साथ एक डबल थैली है, जिसमें वृषण होते हैं।

- ये माँसल थैली नुमा आकृति का होता है जिसका मुख्य कार्य वृषण के तापमान को नियंत्रित करना है। क्योंकि वृषणकोष का तापमान 4 से 7 डिग्री सेल्सियस शरीर के तापमान से कम होता है, क्योंकि वृषण को शुक्राणु उत्पादन के लिए कम तापमान की आवष्यकता होती है। यह वृषण को प्रतिकूल तनाव की स्थिति से बचाता है।

- **अंडकोश में तापमान नियंत्रण / थर्मोरेग्यूलेशन**

✓ वृषण वृषणकोष में रहते हैं तथा इसमें पाई जाने वाली डारटस क्रीमेस्टर मांसपेषियाँ संकुचित व षिथिल होकर वृषण के तापमान को नियंत्रित करती है। जब वातावरणीय तापमान अधिक होता है तब मांसपेषियाँ षिथिल होकर वृषण को शरीर से दूर कर वृषणकोष की तरफ कर देते हैं व जब वातावरणीय तापमान कम होता है तब मांसापेषियाँ सँकुचित होकर वृषण को शरीर के पास कर वृषणकोष से दूर कर देती है।

✓ अंडकोश की त्वचा में थर्मल रिसेप्टर्स पूरे शरीर के तापमान को कम करने के लिए प्रतिक्रियाएं प्राप्त कर सकते हैं और उत्तेजना पर पुताई और पसीने को नियंत्रित किया जा सकता हैं।

✓ शुक्राणु धमनी पैम्पिनिफॉर्म प्लेक्सस के माध्यम से चलती है जो वृषण से बाहर निकलने वाला शिरापरक नेटवर्क है और काउंटर–करंट तंत्र द्वारा यह गर्मी विनिमय में सहायता करता है।

✓ पसीने की ग्रंथियां अंडकोश की त्वचा में मौजूद होती हैं।

✓ चमड़े के नीचे की वसा की अनुपस्थिति गर्मी हस्तांतरण को बढ़ावा

देती है।

✓ ट्यूनिका डार्टोस – चिकनी मांसपेशी होती है – संकुचन पर डार्टोस मांसपेशी अंडकोश की त्वचा की झुर्रियां पैदा करती है, जिससे गर्मी हस्तांतरण की सतह क्षेत्र कम हो जाती है।

✓ क्रिमेस्टर मांसपेशी – शुक्राणु कॉर्ड में मौजूद कंकाल की मांसपेशी, ठंड के संपर्क में आने पर पेट की दीवार के करीब वृषण को ऊपर उठाती है और गर्मी के दौरान आराम करती है और अंडकोश को शरीर से दूर खींचती है।

वृषण :

- अण्डाकार अंग होता है।

- नर के उदर गुहा के बाहर स्थित होते है।

- इसकी स्थिति और अभिविन्यास प्रजातियों के साथ भिन्न होता है। सभी घरेलू जानवरों में, यह जांघों के बीच स्थित है। बिल्लियों और सूअर में वृषण जांघों के पीछे इस्चियाल आर्क के कॉडोवेंट्रल होता है।

- प्राथमिक प्रजनन अंग है और संख्या में दो होते है।

- इनका मुख्य कार्य नर यौन कोषिकाओं या नर युग्मकों या शुक्राणुओं का निर्माण करना हैं।

- शुक्राणु के बनने के लिए सामान्य तापमान की तुलना में कम तापमान की जरुरत होती है। इसलिए यह शरीर के बहुत अंदर स्थित नहीं हो सकता।

- वृषण शुक्राणुओं के निर्माण के लिए जरुरी तापमान प्रदान करता है।

- वृषण एक सीरस झिल्ली ट्यूनिका वेजिनेलिस द्वारा कवर होता है। ट्यूनिका वेजिनेलिस के नीचे, एक घने मोटे संयोजी ऊतक कैप्सूल–

ट्यूनिका अल्बुजिना होता है जिसमें से पट वृषण में लोब्यूल बनाने के लिए वृषण में विकिरण करता है। ये रेडियल एक्सटेंशन मीडियास्टिनम वृषण में शामिल होते हैं, जो वृषण के माध्यम से चलने वाली एक संयोजी ऊतक कॉर्ड है।

- सेमिनिफेरस नलिकाएं लोब्यूल में स्थित होती हैं, अंतरालीय लेंडिग कोशिकाएं सेमिनिफेरस नलिकाओं के बीच स्थित होती हैं व सर्टोली कोशिकाएं सेमिनिफेरस नलिका में स्थित होती हैं।

- **वृषण का निर्माण**

✓ भ्रूण के जीवन के दौरान वृषण पेट में होते हैं।

✓ बैल और बकरों में, अंडकोष भ्रूण के जीवन के मध्यम से आधे रास्ते में अंडकोश में प्रवेश करते हैं, भ्रूण के जीवन की अंतिम तिमाही के दौरान सूअर में और जन्म से पहले या उसके तुरंत बाद स्टालियन में अंडकोश में प्रवेश करते हैं। यह टेस्टोस्टेरोन के प्रभाव में होता हैं।

✓ पक्षियों, हाथी, गैंडे, डॉल्फिन, व्हेल में यह वयरक जीवन में भी इंट्रा एब्डोमीटर या पेट में है।

✓ एक वृषण जो अंडकोश में उतरने में विफल रहता है उसे क्रिप्टोर्चिड वृषण कहा जाता है और ऐसी स्थिति वाले जानवरों को क्रिप्टोर्चिड (टेस्टिकॉन) कहा जाता है। इस स्थिति में (क्रिप्टोर्चिडिज्म) शुक्राणुजनन नहीं होता है, हालांकि वृषण का अंतःस्रावी कार्य प्रभावित नहीं होता है। ये जानवर कम या ज्यादा सामान्य यौन इच्छा दिखाते हैं लेकिन बाँझ होते हैं।

✓ चमगादड़ों में, कृन्तकों और कुछ मांसाहारियों में वृषण प्रजनन के मौसम के दौरान अंडकोश में उतरते हैं और गैर–प्रजनन के मौसम

के दौरान पेट की स्थिति में लौट आते हैं

- **वृषण के कार्य**

✓ इनका मुख्य कार्य नर यौन कोषिकाओं या नर युग्मकों या शुक्राणुओं का निर्माण करना हैं।

✓ इनका मुख्य कार्य शुक्राणुओं व हार्मोन (टेस्टोस्टीरोन का उत्पादन करना है, जो नरो में होने वाले बदलावों का कारक होता है व प्रजनन की इच्छा को नियंत्रित करता है।

✓ ये नर हार्मोन टेस्टोस्टीरोन को स्त्रावित करता है।

✓ सेमिनिफेरस नलिकाओं में, शुक्राणुजन्य कोशिकाएं विभाजित होती हैं और शुक्राणुजोजा बनाने के लिए अंतर करती हैं— जिसे शुक्राणुजनन कहा जाता है

✓ सर्टोली कोशिकाएं विकासशील सेक्स कोशिकाओं को पोषण देती है।

✓ एफ.एस.एच. के प्रभाव में टेस्टोस्टेरोन एस्ट्रोजन में परिवर्तित हो जाता है

- **वृषण के प्रति ग्राम दैनिक शुक्राणु उत्पादन**

  ० सांड – 13–19 लाख

  ० भेड – 24–27 लाख

  ० सूअर – 24–31 मिलियन

  ० स्टैलियन – 23.7–24.3 मिलियन

अधिवृषण –

- कुण्डली आकार।

- यह वृषण की सतह पर बारीकी से जुड़ा हुआ है।

- यह तीन भागों कैपुट (सिर), कॉर्पस (शरीर) और पुच्छ (पूंछ) से बना है।

- ✓ कैपुट एपिडीडिमिस – वृषण के समीपस्थ भाग पर चपटा
- ✓ कॉर्पस एपिडीडिमिस – संकुचित भाग।
- ✓ पुच्छ एपिडीडिमिस –यह वृषण के बाहर के हिस्से पर समाप्त होता है।
- शुक्राणुजोजा की गतिशील क्षमता पारगमन के दौरान एपिडीडिमिस में प्राप्त की जाती है।
- शुक्राणुजोजा का परिवहन लगभग 9 – 13 दिन है।
- **कार्यो**
- ✓ शुक्राणुजोजा का परिवहन–शुक्राणु वीर्यकोष से बाहर इसी में आते है।
- ✓ शुक्राणुजोजा का भंडारण–यहाँ शुक्राणु अस्थायी रुप से रहते है।
- ✓ शुक्राणुजोजा की परिपक्वता–यहाँ शुक्राणु परिपक्व होते है व इनमें गतिषीलता आती है।
- ✓ कैपुट एपिडीडिमिस में द्रव का अवशोषण।

षुक्राणु वाहिका –

- यह एक नली है
- इसके द्वारा शुक्राणु अधिवृषण से बाहर निकलते है।
- यह मत्राशय से आने वाली एक और नही जिसे मूत्रमार्ग कहते है से जुड़ी होती है।
- यहाँ लाभदायक पुटिका प्रोस्टेट ग्लैंड जैसे ग्रंथि अपना गाढ़ा तरल पदार्थ शुक्राणु के साथ मिलते है। जो शुक्राणु को पोषण प्रदान करते व उसके आगे जाने की प्रक्रिया को आसान बनाते है।
- शुक्राणुओं के पोषण व विकास में सहायक होती है।
- शुक्राणु वाहिका के निम्न भाग है

1. सेमिनीफेरस ट्यूबउल्स
2. ट्यूबउली रेक्टाई
3. रेटे टेस्टीस
4. एफेरेंट ट्यूबउल्स
5. एपीडिडीमिस (अधिवृषण)
6. वास डीफेन्स
7. एंपुला
8. मूत्रमार्ग

वीर्य पुटिका–

- यह एक ग्रंथ होती है जो यूरेथा के बाहर दोनों तरफ एक–एक उपस्थित होती है।

- यह अपने द्वारा स्त्रावित गाढ़े तरल पदार्थ को शुक्राणु में मिलाती है जो शुक्राणु को गति व पोषण प्रदान करता है।

लिंग ⁄ बाह्य प्रजनन अंग

- यह द्वितीयक प्रजनन अंग है।

- यह शरीर के बाहर खुलता है।

- इसका मुख्य कार्य शुक्राणुओं का वहन कर मादा प्रजनन अंगो में स्थापित करता है।

- यहाँ युरेथ्रा से शुक्राणु आते है व लिंग द्वारा समागम की प्रक्रिया के दौरान मादा की योनि में शुक्राणु भेजे जाते व प्रवेश कराए जाते है।

सहायक प्रजनन ग्रथियाँ :

1. एम्पुला
2. सेमीनल वेसिकल ग्रंथि
3. प्रोस्टैट ग्रंथि

4. बल्बोयूरेथरल ग्रंथि / कॉपर्स ग्रंथि

1. एम्पुला

✓ वास डेफेरेंस का टर्मिनल भाग, बढ़े हुए और ग्रंथियों को एम्पुला कहा जाता है

✓ यह वीर्य में तरल पदार्थ का योगदान देता है

✓ कुत्ते और बिल्ली में अनुपस्थित।

✓ सूअर में बहुत छोटा।

✓ स्टालियन में अच्छी तरह से विकसित

2. सेमिनल वेसिकल्स (वेसिकुलर ग्रंथियां)

✓ युग्मित ग्रंथि।

✓ वास सम्मान के टर्मिनल भाग के पार्श्व में स्थित है।

✓ वेसिकुलर ग्रंथि और डक्टस की वाहिनी एक सामान्य स्खलन वाहिनी साझा करती है जो मूत्रमार्ग में खुलती है।

✓ इन ग्रंथियों से स्रावित द्रव्य शुक्राणुओं को पोषण तथा वाहक माध्यम प्रदान करते हैं।

✓ सेमीनल वेसिकल ग्रंथि के स्राव में शर्करा मुख्य रुप से फ्रक्टोस पाई जाती है जो कि शुक्राणुओं को ऊर्जा प्रदान करती है।

✓ इन ग्रंथियों के स्राव में खनिज लवण जैसे पोषक तत्व पाए जाते हैं जो शुक्राणुओं को पोषण प्रदान करते है। यह कुत्ते और बिल्ली में अनुपस्थित होती है।

✓ सेमिनल पुटिका से फ्रुक्टोज, पी.जी.ई., एस्कॉर्बिक सोर्बिटोल और अर्गोथियोन का स्राव होता है।

3. प्रोस्टेट ग्रंथि

✓ अयुग्मित।

✓ पूरी तरह से श्रोणि मूत्रमार्ग को घेरें।

✓ इसका स्राव वीर्य को विशिष्ट गंध देता है।

✓ इसकी क्षारीय प्रकृति द्वारा इसका तरल पदार्थ, योनि स्राव की अम्लता को बेअसर करता है

✓ यह स्खलन के समय वीर्य में अपना स्राव जोड़ता है।

4. काउपर ग्रंथि (बल्बोयूरेथ्रल ग्रंथियां)

✓ युग्मित ग्रंथि।

✓ यह श्रोणि मूत्रमार्ग, प्रोस्टेट ग्रंथि के दोनों ओर अन्य ग्रंथियों में स्थित है।

✓ कुत्तों में अनुपस्थित।

✓ सूअर में, इसका स्राव सफेद और चिपचिपा होता है जो स्खलन में जेल बनाता है।

✓ स्खलन के समय शुक्राणुजोआ के द्रव निलंबन के साथ सहायक प्रजनन ग्रंथियों के स्राव को मिलाया जाता है।

शिश्न

✓ मैथुन अंग।

✓ ग्रंथि में टर्मिनल भाग में होता है।

नर जानवरों के प्रजनन अंगों की अनूठी विशेषताएं

✓ बकरों में, लिंग को मूत्रमार्ग युक्त एक फिलिफॉर्म उपांग की विशेषता है।

✓ सूअरों में, काउपर ग्रंथि ग्रंथियां आकार में बड़ी होती हैं जो वीर्य की उल्लेखनीय बड़ी मात्रा में योगदान करती हैं।

✓ स्टालियन के लिंग में, मूत्रमार्ग ग्लान्स लिंग की सतह से कुछ सेंटीमीटर फैला हुआ है।

- ✓ बैल, राम और सूअर के पेनिस/लिंग में सिग्मॉइड फ्लेक्सर होता है जो लिंग के निर्माण और विस्तार के दौरान सीधा होता है।
- ✓ कुत्तों में, उल्लेखनीय विशेषता ऑस–पेनिस, सहवास के दौरान लिंग का लॉक करना है।
- ✓ प्रोस्टेट और एम्पुला को छोड़कर कुत्तों में, अन्य सभी सहायक प्रजनन ग्रंथियां अनुपस्थित हैं।
- ✓ बिल्ली के लिंग में रीढ़ की उपस्थिति।

प्रिप्युष :

- ✓ ये झिल्ली नुमा आकृति है जो कि षिष्न को घेरे रहती है और उसे सुरक्षा प्रदान करती है
- ✓ ये षिष्न को बाह्य संकमण से बचाती है।

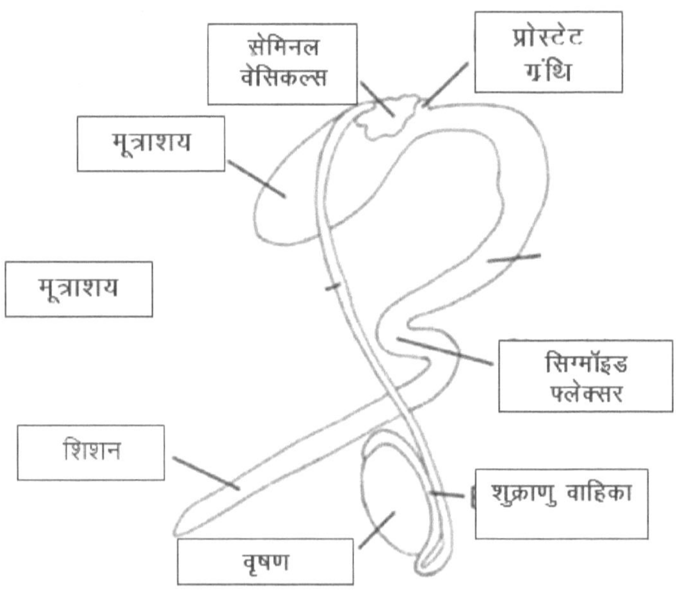

भारत में प्रजनन हेतु सांड़ो की स्थिति एवं उनका प्रबंधन

एक सांड़ का महत्व किसी भी मादा पषु झुण्ड के बराबर होता है। अच्छे पषु पैदाईष के लिए केवल माता की शारीरिक स्थिति एवं उसकी अच्छी नस्ल का होना ही पर्याप्त नहीं है, क्योंकि अच्छे नस्ल के बच्चे के लिए माता एवं पिता दोनों से ही आधे–आधे गुण प्राप्त होते है, अपितु अच्छी नस्ल के पषु पैदाईष के लिए सांड़ का उतना ही महत्व होता है, जितना कि मादा गाय का। आज–कल गर्भाधान की सबसे लोकप्रिय प्रक्रिया हिमीकृत वीर्य से कृत्रिम गर्भाधान करने की है जिसमें अच्छी नस्ल के सांड़ के वीर्य की उपल्बधता सुनिष्चित की जाती है। कई स्थानों पर जहां प्राकृतिक गर्भाधान कराया जाता है वहां भी अच्छी नस्ल एवं स्वस्थ सांड़ की महत्ता होती है। नर सांड के उपयोग से होने वाले प्राकृतिक गर्भाधान से गर्भ ठहरने की दर कृत्रिम गर्भाघान की अपेक्षा बहुत अधिक होती है।

तालिका 1. 17वीं (2003), 19वीं (2012) एवं 20वीं (2019) पषु संगणना के अनुसार भारत में नर पषुओं (गायों और भैंसों) की स्थिति

		2003	2007	2012	2019
संकर/ विदेषी सांड	कुल (मिलियन)	4.94	6.84	5.97	3.46
	प्रजनन हेतु (मिलियन)	0.21	0.46	0.31	—
	प्रतिषत	4.25	6.72	5.19	—
देषी सांड	कुल (मिलियन)	77.53	76.8	61.95	43.94

	प्रजनन हेतु (मिलियन)	2.03	2.2	2.08	—
	प्रतिषत	2.61	2.86	3.35	—
नर भैंस	कुल (मिलियन)	17.88	19.6	16.10	9.28
	प्रजनन हेतु (मिलियन)	0.64	0.9	0.83	—
	प्रतिषत	3.58	4.60	5.15	—

18वीं एवं 19वीं संगणना के अनुसार संकर/विदेषी सांड़, देषी सांड़ एवं नर भैंसों की कुल संख्या कम हुई है, परन्तु महत्वपूर्ण यह है कि 17 वीं पषु संगणना से लेकर 19वीं संगणना तक देषी नर सांडो और नर भैंसों का प्रजनन हेतु उपयोग की प्रतिषतता में वृद्धि हुई है। आज के समय में जहाँ कृत्रिम गर्भाधान की उपयोगिता बहुत तेजी से बढ़ी है वहीं उपयुक्त आंकडे बताते कि आज भी कई क्षेत्रों में कृत्रिम गर्भाधान के लिए नर पषुओं का उपयोग किया जा रहा है। अर्थात नर पषु जिन्हें प्रजनन हेतु उपयोग किया जाता है उनका उचित प्रबंधन अतिआवष्यक है। प्रजनन हेतु उपयोग होने वाले सांड़ के रख रखाव एवं प्रबंधन से सम्बंधित कुछ महत्वपूर्ण बातों का ध्यान रखना चाहिए जैसे कि :-

नर पषु प्राकृतिक रूप से उत्तेजित प्रकृति के होते है, अतः उन्हें हमेषा जंजीर अथवा रस्सी से बाँध कर रखना चाहिए। नाक के छल्ले का इस्तेमाल अति आवष्यक है।

- उसे ऐसे स्थान पर रखना चाहिए जहां सीधी धूप एवं सीधी बारिष नहीं आती हो गर्मी के मौसम में तेज एंव सीधी लू तथा सर्दी में सीधी लगने वाली ठंडी हवा से बचाना चाहिए।
- उसे मजबूत एंव कम से कम 6–7 फुट ऊँची चार दीवारी वाले बाड़े

में रखना चाहिये। उसमें कुछ स्थान ढ़का एवं कुछ स्थान खुला होना चाहिए जिससे सांड़ पर्याप्त धूप ले सकें जोकि शरीर में कैलषियम एवं विटामिन डी के लिए अति आवष्यक है। बाड़ा हवादार एवं प्रकाषयुक्त होना चाहिए।

- फर्ष पक्का एवं फिसलन रहित होना चाहिए जिससे सांड आसानी से घूम सकें तथा सफाई भी आसानी से की जा सके।

- सांड़ बाड़े में हर हफ्ते कम से कम एक बार अच्छी तरह सफाई करके चूने का छिड़काव करना लाभदायक रहता है।

- पानी निकासी का उचित प्रबंध होना चाहिए। सांड़ बाड़े में दो या तीन बार भी नहलाया जा सकता है। नहलाने के साथ–साथ ब्रष का उपयोग करके शरीर की सफाई करनी चाहिए। यह प्रक्रिया शरीर में रक्त संचार को बेहतर करती है और किसी प्रकार की चोट अथवा घाव को भी आसानी से देखा जा सकता है।

- सांड़ को प्रतिदिन व्यायाम का प्रबंध करना चाहिए। 1 से 2 किलोगीटर प्रतिदिन टहलाना पर्याप्त होता है। इससे शरीर में उर्जा एवं स्फूर्ति बनी रहती है जोकि प्रजनन के लिए अति आवष्यक है।

- प्रतिदिन कम से कम 15 किलो हरा चारा, 6–7 किलो सूखा भूसा एवं 2–5 किग्रा दाना देना चाहिए। साफ एवं स्वच्छ पानी की उपल्बधता पर्याप्त मात्रा में हर समय होनी चाहिए। पानी प्रतिदिन बदलते रहना चाहिए।

- प्रजनन हेतु सांड की आयु कम से कम 2 से 2.5 साल तथा वजन 280 किलोग्रम होना चाहिए।

- सांड़ के लिंग निकलने के स्थान के बालों को हर महिने काटते रहना आवष्यक है। उनकी लम्बाई लगभग 2 सेमी होनी चाहिए।

अधिक छोटे बाल जलन तथा खुजली पैदा कर सकते है एवं अधिक बड़े बाल होने से गोबर,धूल इत्यादि गन्दगी चिपकी रह सकती है।

- एक सांड़ को परिपक्व होने के बाद 4 से 5 साल तक प्रजनन के लिए उपयोग किया जा सकता है। उम्र बढ़ने के साथ-साथ वीर्य की गुणवत्ता तथा सांड़ की प्रजनन करने की इच्छा एवं क्षमता क्षीण हो जाती है।

- प्रजनन के समय किसी प्रकार का तनाव जैसे अचानक तेज ध्वनि, अपरिचित व्यक्ति का पास खड़े होना, डंडे का प्रयोग करना इत्यादि सर्वथा उचित नहीं होता है।

- सांड़ को सदैव मधुर वाणी या ध्वनि से पुकारना, शोर ना करना, उत्तेजित ना करना, मार-पीट ना करना, तनावपूर्ण स्थितियां पैदा ना करना आदि प्रबंधन को आसान बनाता है।

- प्रजनन के लिए एक सांड़ का प्रयोग प्रतिदिन एक या दो मादा पषुओं को गाभिन करने के लिए करना चाहिए। अच्छे परिणाम तथा प्रजनन क्षमता को संतुलित रखने के लिए एक दिन के अंतर पर विश्राम देना उचित रहता है जिससे गर्भ ठहरने के आसार अधिक होते है। परन्तु किसी भी सांड़ को अधिक और प्रतिदिन वीर्यदान या अधिक दिनों तक बिना वीर्यदान के रखने से प्रजनन क्षमता प्रभावित होती है। साथ ही साथ वीर्य की गुणवत्ता भी गिर जाती है।

- पषुचिकित्सक की सलाह से अन्तः तथा वाह्य परिजीवों को मारने की दवा एवं नियमित रूप से बीमारीयों के टीके लगवाने चाहिए।

- सांड़ के आचरण में परिवर्तन, खाने पीने में परेषानी, गोबर या पेषाब में अवांछनीय परिवर्तन एवं बुखार इत्यादि की स्थिति में तुरंत इलाज का प्रबंध करना चाहिए।

- रात के समय में कोई आवारा पषु, आवारा कुत्ते इत्यादि सांड़ बाड़े के आस–पास ना आ सके ऐसा प्रबंध करना चाहिए।
- पषुपालक या सांड़ की देखरेख करने वाले व्यक्ति का आवास सांड़ बाड़े से बहुत दूर नहीं होना चाहिए, जिससे वह किसी आकस्मिक स्थिति में तुरंत सांड़ के लिए उपल्बध रह सके।

इन आधारभूत बातों का ध्यान रखने से सांड़ का प्रबंधन आसान बनाया जा सकता है तथा उनकी प्रजनन क्षमता का अधिकतम एवं समुचित उपयोग किया जा सकता है।

कृत्रिम गर्भाधान

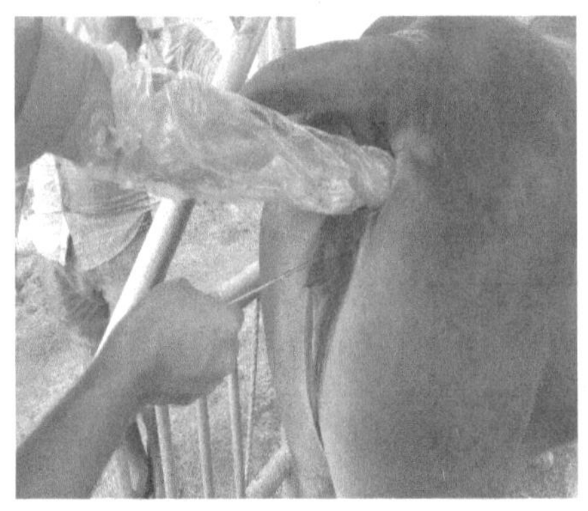

हमारे देश में गायों एवं भैंसों की संख्या विश्व के अन्य देशों की पशु संख्या से बहुत अधिक है फिर भी हमारे यहाँ दूध का उत्पादन अन्य देशों की तुलना में बहुत कम है। इसका मुख्य कारण हमारे यहाँ उन्नत नस्ल के जानवरों का अभाव है। भारत के कुछ क्षेत्रों में पायी जाने वाली सर्वोत्तम नस्ल की गायें भी पश्चिमी देशों की कुछ अच्छी गायों की तुलना में कम दूध देती हैं। दूध उत्पादन में वृद्धि के लिए आवश्यक है कि हमारे पशुओं की नस्ल में सुधार किया जाये जिससे हमारी देशी गायों की सन्तानों में अधिक दूध देने वाले गुण आ सकें। नस्ल सुधार के लिए कृत्रिम गर्भाधान वैज्ञानिक रूप से सबसे सफल विधि है।

कृत्रिम गर्भाधान क्या है

कृत्रिम गर्भाधान पशुओं में प्रजनन की एक वैज्ञानिक विधि है। यह वह विशेष प्रक्रिया है, जिसके द्वारा उन्नत नस्ल के स्वस्थ परीक्षित सांड़ों के वीर्य को कृत्रिम योनि द्वारा एकत्र करके परीक्षणोपरान्त उसे एक खास किस्म के रसायन से पतला करके गर्म मादा पशु (गाय या भैंस) के गर्भाशय में उचित स्थान पर स्वच्छतापूर्वक रखा जाता है। पश्चिमी देशों में प्रजनन की इस विधि का प्रयोग सामान्य तौर पर होता है। आजकल भारत वर्ष के अधिकांश राज्यों में भी कृत्रिम गर्भाधान की व्यवस्था की गयी है। भारत सरकार का यह प्रयत्न है कि अधिक से अधिक संख्या में गायें और

भैंसें कृत्रिम गर्भाधान द्वारा ही प्रजनित हों जिससे नस्ल सुधार कार्यक्रम सफल बनाया जा सके।

कृत्रिम गर्भाधान के लाभः

पशुओं में प्रजनन के दो तरीके हैं, प्राकृतिक प्रजनन और कृत्रिम गर्भाधान। विशेषज्ञों का कहना है कि प्राकृतिक गर्भाधान की तुलना में कृत्रिम गर्भाधान से अनेक लाभ हैं जो निम्नलिखित हैं–

1. कृत्रिम गर्भाधान द्वारा एक साल में एक सांड़ से 1000 गायों तक को गर्भित किया जा सकता है, जबकि प्राकृतिक प्रजनन से एक सांड़ ज्यादा से ज्यादा 100 से 200 गायों को गर्भित कर पाता है। इस प्रकार इस विधि से सांड़ों का अधिकतम उपयोग होता है।

2. कृत्रिम गर्भाधान में प्रजनन हेतु हमेशा उन्नत नस्ल के स्वस्थ परीक्षित सांड़ों का स्वस्थ वीर्य ही उपयोग में लाया जाता है जबकि प्राकृतिक गर्भाधान में इन चीजों पर बहुत कम नियंत्रण रहता है।

3. इस विधि द्वारा छोटी गायों को भी सफलतापूर्वक गर्भित किया जा राकता है।

4. वीर्य को एक स्थान से दूसरे स्थान तक सफलतापूर्वक ले जाया जा सकता है।

5. कृत्रिम गर्भाधान द्वारा प्रजनन संबंधी बहुत सी बीमारियों जैसे ब्रुसेलोसिस, ट्राईको मोनियोसिस, ब्रुसेलोसिस आदि जो प्राकृतिक प्रजनन से ज्यादा होती है, पर नियंत्रण रखा जा सकता है।

6. पशुपालकों को अलग से सांड़ पालने की आवश्यकता नहीं होती।

7. कृत्रिम गर्भाधान के समय पशु को तथा उसके जननेन्द्रीय की जाँच भी हो जाती है।

कृत्रिम गर्भाधान की क्रियाः

कृत्रिम गर्भाधान के लिए तीन मुख्य कार्य करने होते हैं वीर्य संकलन, वीर्य का मूल्यांकन, वीर्य का तनुकरण एवं भण्डारण आदि।

वीर्य संकलन :–

वीर्य संकलन कृत्रिम योनि के उपयोग द्वारा किया जाता है। कृत्रिम योनि का तापमान करीब 42–45°C रखा जाता है। सांड़ का वीर्य संकलित करने के लिए मैथुन कराने के चौखटे में एक सीधी गाय खड़ी कर देते हैं। सांड़े जैसे ही गाय पर चढ़ता है उसके लिंग को कृत्रिम योनि की तरफ घुमा देते हैं और वह उसी में मैथुन करके वीर्य दे देता है। यह वीर्य कृत्रिम योनि के साथ एक टेस्ट ट्यूब में इक्ट्ठा हो जाता है जिसे फिर परीक्षण हेतु प्रयोगशाला में भेज दिया जाता है।

वीर्य का मूल्यांकन :–

वीर्य को गर्भाधान के काम में लाने से पूर्व यह अति आवश्यक है कि उसका मूल्यांकन किया जाये। वीर्य का मूल्यांकन सामान्यतः उसके रंग, गाढ़ापन, आयतन, उसमें शुक्राणुओं को गतिशीलता और शुक्राणुओं की संख्या के आधार पर किया जाता है। आवश्यकतानुसार फिर उसे तनु किया जाता है। इस तनु वीर्य को पुनः गर्भाधान से पूर्व मूल्यांकन करके इस्तेमाल किया जाता है।

कृत्रिम गर्भाधान कब करायें ?

1. कृत्रिम गर्भाधान कराने के लिए यह आवश्यक है कि गाय या भैंस गर्मी में हो। सामान्य अवस्था में वयस्क गाय या भैंस 20 से 22 दिन के बाद गर्मी में आती है और वह करीब 24 घंटे गर्मी की इस अवस्था में रहती है। गर्मी की इस अवस्था के दौरान ही पशु को गर्भित कराना चाहिए। इस अवस्था में ही यदि गाय या भैंस को नर पशु से

मिलवाया गया या कृत्रिम गर्भाधान केन्द्र पर ले जाया जाये और उसके गर्भाशय में शुक्राणु या वीर्य डलवाया जायें तभी उसमें गर्भधारण करने की संभावना होती है। जब गर्मी निकल जाती है तब बच्चेदानी या गर्भाशय का मुख बंद हो जाता है। जिससे उसमें शुक्राणु या वीर्य प्रविष्टि नहीं कर पाते और गर्भधारण करने की संभावना खत्म हो जाती है। इसलिए यह आवश्यक है कि यदि पशु सुबह गर्मी में आया है तो उसे उसी दिन शाम को या यदि शाम को गर्मी में आया है तो दूसरे दिन सुबह गर्भित कराना चाहिए।

2. प्रायः यह देखा गया है कि किसान पशु को गर्मी देखने के दो–तीन दिन बाद गर्भाधान के लिये पशु अस्पताल या कृत्रिम गर्भाधान केन्द्र ले जाते हैं, ऐसा ठीक नहीं है, इससे उनको ही नुकसान उठाना पडता है, क्योंकि वह समय गाय या भैंस को गर्भित करवाने का सही समय नहीं होता है। गाय या भैंस में कुछ विशिष्ट लक्षण देखने को मिलते हैं जब वह गर्मी में आती है जैसे कि गाय का दूसरे पशुओं पर चढ़ना, बार–बार पेशाब करना, जोर–जोर से चिल्लाना, दूध में कमी होना, पेशाब के रास्ते योनि से साफ शीशे के सामान गाढ़ा स्त्राव का आना आदि। एक सफल पशुपालक को इन लक्षणों का ज्ञान अवश्य होना चाहिये जिससे वह अपने पशु को सही समय पर प्रजनन, कृत्रिम गर्भाधान केन्द्र से करा सके।

3. कृत्रिम गर्भाधान के बाद यदि पशु फिर 20–22 दिन बाद गर्मी में आये तो उसे फिर से गर्भित कराना चाहिए, क्योंकि अधिकतर पशु एक बार में ही गर्भधारण नहीं कर पाते हैं।

4. यदि पशु ने गर्भधारण कर लिया है तो किसान उसे ठीक प्रकार से संतुलित आहार देकर ब्याने तक रख सकता है और यदि बार–बार

गर्भित कराने के बाद भी गर्भधारण नहीं किया है तो उसकी सही समय पर जाँच कराकर के इलाज कराना चाहिए।

5. कुछ पशुओं में अण्डाशय से अंडाणु का विसर्जन देर से होता है जाँच के बाद ऐसे पशुओं को गर्मी की अवस्था में 12 घंटे में दो बार गर्भित कराना चाहिए।

6. स्वस्थ पशु एवं ऐसे पशु जिसमें गर्भधारण नहीं हुआ है, में यदि गर्मी के लक्षण निश्चित समय पर नहीं दिखाई पड़े तो ऐसे पशुओं की जाँच करानी चाहिए।

7. कभी–कभी गर्मी के समय निकलने वाला स्त्राव पारदर्शी न होकर पीला या दही की तरह सफेद होता है ऐसा बच्चेदानी की बीमारी के कारण होता है ऐसे पशु को गर्भित नहीं कराना चाहिए, बल्कि उसका इलाज कराना चाहिए।

8. गर्भाधान के बाद 3 महीने तक पशु यदि गर्मी में नहीं आता तो उसे निश्चित् रूप से गर्भित नहीं मान लेना चाहिए, बल्कि गर्भावस्था की जाँच के बाद ही निश्चित होना चाहिए।

यदि उन्नतशील किसान या पशुपालक कृत्रिम गर्भाधान की उपयोगिता को समझने लगेंगे, तो पशु प्रजनन की इस वैज्ञानिक विधि की लोकप्रियता भी दिन प्रतिदिन बढ़ेगी।

कृत्रिम गर्भाधान की सफलता के लिए निम्न बातों का ध्यान रखना अति आवश्यक है:–

1. पशुओं में गर्मी के लक्षण एवं उसकी पहचान

2. कृत्रिम गर्भाधान का उचित समय

3. यदि पशु गर्भधारण कर चुका है तो उसकी जाँच द्वारा पुष्टि।

पशु में गर्मी के लक्षणः

पशु के गर्मी में आने के लक्षण निम्न हैं–

पशुओं का बैचेन होना, चारा कम खाना, बार–बार रंभाना, बार–बार पेशाब करना और पूँछ उठाना, दूध कम हो जाना, दूसरे पशुओं पर चढ़ना तथा दूसरे पशुओं को अपने ऊपर चढ़ने देना, पेशाब के रास्ते अण्डे की सफेदी जैसी लार आना, भग द्वार तथा भग्नाषय का गुलाबी हो जाना इत्यादि।

कृत्रिम गर्भाधान के लाभ
एवं सीमाएं

कृत्रिम गर्भाधान

➤ नर पषु का वीर्य कृत्रिम ढंग से एकत्रित कर मादा के जननेंद्रियों (गर्भाषय ग्रीवा) में यन्त्र की सहायता से कृत्रिम रूप पहुँचाना कृत्रिम गर्भाधान कहलाता है।

➤ भारत वर्ष में सन् 1937 में पैलेस डेयरी फार्म मैसूर में कृत्रिम गर्भाधान का प्रयोग किया गया था।

कृत्रिम गर्भाधान के लाभः

पशुओं में प्रजनन के दो तरीके हैं, प्राकृतिक प्रजनन और कृत्रिम गर्भाधान और कृत्रिम गर्भाधान से अनेक लाभ हैं जो निम्नलिखित हैं–

❖ उन्नत गुणवत्ता के सांड़ों का वीर्य दूरस्थ स्थानों पर प्रयोग करके पषु गर्भित करना ।

❖ एक गरीब पषुपालक जो सांड़ को नहीं पाल सकता कृत्रिम गर्भाधान से अपने मादा पषु को गर्भित करा सकता है। पशुपालकों को अलग से सांड पालने की आवष्यकता नहीं होती।

❖ इस विधि से बड़े से बड़े व भारी से भारी सांड़ के वीर्य से उसी नस्ल की छोटे कद की मादा पषु को गर्भित कराया जा सकता है।

❖ देष या विदेष किसी दूसरे स्थानों पर स्थित उच्च कोटि के नस्ल के सांड़ो के वीर्य को संग्रह करके दूसरे स्थानों पर भेज कर मादा पषु को गर्भित कराया जा सकता है।

❖ कृत्रिम गर्भाधान के माध्यम से वीर्य को संग्रह किया जा सकता है। इस प्रकार एक सांड से वर्ष में कई हजार पषु गर्भित होंगे और

इससे उन्नत सांड़ों को प्राप्त किया जा सकता है।

❖ कृत्रिम गर्भाधान विधि से प्राप्त सांड़ों के वीर्य प्रयोग से मादा में नर पषु द्वारा यौन रोग नही फैलतें, क्योंकि गर्भाधान कृत्रिम रूप से होता है तो मादा यौन रोग से नर पषु प्रभावित नही होगा, सहवास नैसर्गिक नहीं होता।

❖ कृत्रिम गर्भाधान करने से पहले पषु के गर्भाषय, ग्रीवा, वलय, अन्डाषय का परीक्षण किया जाता है, जिससे यदि मादा पषु में बॉझपन की समस्या है तो पता लगाया जा सकता है।

❖ उन्नत कोटि के सांड़ चोट खाने या लंगड़ेपन के कारण मादा को गाभिन नही कर सकता, कृत्रिम गर्भाधान विधि द्वारा इसके वीर्य का उपयोग किया जा सकता है।

❖ चोट खाई, लूली, लगंडी़ मादा जिसे नैसर्गिक अभिजनन से गर्भित नहीं किया जा सकता परन्तु कृत्रिम गर्भाधान द्वारा गर्भधारण कराया जा सकता है।

❖ कृत्रिम गर्भाधान द्वारा मादा की गर्भधारण क्षमता में वृद्धि होती है, क्योंकि कृत्रिम गर्भाधान अति हिमीकृत प्रणाली से 24 घण्टे उपलब्ध रहता है।

❖ कृत्रिम गर्भाधान विधि के द्वारा प्रजनन व संतति परीक्षण का अभिलेख रख कर शोध कार्य किये जा सकते है।

❖ इस विधि से संकर प्रजाति या नयी प्रजाति तैयार की जा सकती है।

❖ गर्मी में आई मादा पषु के लिए गर्भाधान हेतु सांड़ की तलाष नहीं करना पड़ता। हिमीकृत वीर्य हर समय उपलब्ध होता है।

❖ उच्च कोटि के सांड़ जैसे कि अधिक दूध उत्पादक तथा कृषि हेतु

शक्तिषाली अथवा दोहरे उद्देश्य प्रजाति से गर्भित करा कर उच्च कोटि के सांड़ प्राप्त कर सकते है।

❖ कृत्रिम गर्भाधान विधि, दुग्ध उत्पादन वृद्धि हेतु सर्वोत्तम साधन है क्योंकि संकर प्रजनन में प्राप्त बछिया जल्दी गर्मी पर आकर ढ़ाई वर्ष में ब्यात जाती है तथा अपने माँ से अधिक दूध देती है।

❖ यह प्राकृतिक संभोग से अधिक सस्ता है, क्योंकि उन्नत सांड़ों से प्राकृतिक संभोग हेतु आज जहाँ 100 से 150 रूपया प्रति सेवा व्यय करना पड़ता है तथा स्वयं का श्रम व्यय अलग होता है। वही कृत्रिम गर्भाधान पद्धति से प्रति 30 से 50 रूपये धनराषि व्यय करके द्वार पर ही सेवा उपल्बध हो जाती है।

❖ कृत्रिम गर्भाधान द्वारा एक साल में एक सांड से 1000 गायों तक को गर्भित किया जा सकता है, जबकि प्राकृतिक प्रजनन से एक सांड ज्यादा से ज्यादा 100 से 200 गायों को गर्भित कर पाता है। इस प्रकार इस विधि से सांड़ों का अधिकतम उपयोग होता है।

❖ कृत्रिम गर्भाधान में प्रजनन हेतु हमेशा उन्नत नस्ल के स्वस्थ परीक्षित सांड़ों का स्वस्थ वीर्य ही उपयोग में लाया जाता है जबकि प्राकृतिक गर्भाधान में इन चीजों पर बहुत कम नियंत्रण रहता है।

❖ कृत्रिम गर्भाधान द्वारा प्रजनन संबंधी बहुत सी बीमारियों जैसे ब्रुसेलोसिस, ट्राईकोमोनियोसिस, ब्रुसेलोसिस आदि जो प्राकृतिक प्रजनन से ज्यादा होती है, पर नियंत्रण रखा जा सकता है।

कृत्रिम गर्भाधान विधि की सफलता का आधार

❖ पूर्ण प्रषिक्षित व योग्य कृत्रिम गर्भाधान कार्यकर्ता।

❖ कृत्रिम गर्भाधान उपकरण, हिमीकृत वीर्य आदि की उपल्बधता।

❖ मादा पषु के ऋतुकाल का पूर्ण ज्ञान व जानकारी होना चाहिए।

- पषुपालक को पषु पर पूर्ण ध्यान देना चाहिए, क्योंकि कृत्रिम गर्भाधान के लिए पषु का स्वास्थ्य उन्नत होना आवष्यक है, अर्थात पषु में यौन रोग न हो तथा उसका भार पौढ़ावस्था का 60 से 70 प्रतिषत होना चाहिए एंव आहार व्यवस्था उचित एवं आवष्यकतानुसार होना चाहिए।

- कृत्रिम गर्भाधान करने का उचित समय व सावधानियाँ।

- प्रकृति के अनुसार हर मादा पषु निष्चित समय पर गर्मी में आती है, जैसे गाय, भैंसों में ऋतु चक्र 20–21 दिन की होती है। मद काल भी सभी पषुओं में अलग–अलग होता है।

- गाय व भैंसों में मदकाल 18–24 घण्टे होता है। मदकाल अवस्था समाप्त हो जाने पर स्वभाविक अथवा कृत्रिम रूप से वीर्य प्रवेष कराने पर भी गर्भ नही ठहरता, इसलिये जानवर को गर्मी आने के 10–12 घण्टे बाद कृत्रिम गर्भाधान करा देना चाहिए।

- प्रायः यह देखा गया है, कि पषु सांयकाल 6 बजे से प्रातः 6 बजे तक ज्यादा गर्मी में आते है।

- कृत्रिम गर्भाधान का सही समय पषु के मदकाल का मध्य या अंतिम का ही होता है।

- भैंस अधिकतर अगस्त से जनवरी तथा गाय अधिकतर जनवरी से अगस्त माह के मध्य गर्मी पर आती है।

- पषुपालक को पषु को गर्भधारण के लिए लाते व ले जाते समय उसे डराना व मारना नहीं चाहिए क्योंकि इससे गर्भधारण पर प्रभाव पड़ सकता है।

- पषु के ब्याने के 60 से 90 दिनों के बाद ही गर्भधान कराना उचित रहता है, क्योंकि उस समय तक पषु का गर्भाषय सामान्य अवस्था में

आ जाता है।

❖ ब्याने के 60 से 90 दिन के अन्दर गर्भ धारण कर लेना चाहिए ताकि 12 महिने के बाद भैंस दोबारा बच्चा देने में सक्षम हो सके, क्योंकि यही सिद्धांत पषुपालन में सफलता की कुंजी है।

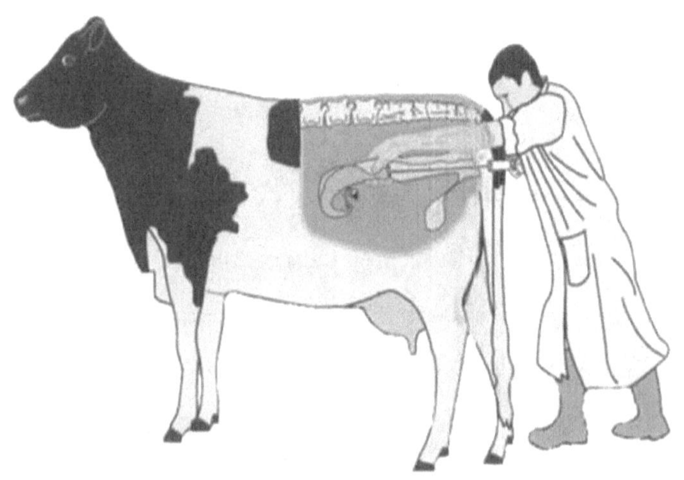

विभिन्न पालतू पशुओं में वीर्य एकत्रित करने की विधियाँ

वीर्य संकलन की निम्न विधियाँ हैं :–

1. चम्मच विधि

2. मसाज विधि

3. इलेक्ट्रो ईजेकूलेषन विधि

4. कृत्रिम योनि विधि

1. चम्मच विधि :–

❖ यह काफी पुरानी विधि है, इसमें प्राकृतिक संभोग द्वारा योनि में छोड़े गये वीर्य को चम्मच से संकलित कर लिया जाता है।

❖ इसमें बाह्यय संक्रमण की अधिक संभावना होती है।

2. मसाज विधि :–

❖ इस विधि में गुदा मार्ग द्वारा सेमिनल वेसिकल ग्रंथि की हल्के हाथ से मसाज करते हैं। जिससे आसानी से वीर्य को संकलित कर लिया जाता है।

❖ इस विधि द्वारा संकलित वीर्य मूत्र से दूषित हो जाता है।

3. इलेक्ट्रो ईजेकूलेषन विधि :–

❖ इस विधि में इलेक्ट्रो ईजेकूलेषन मषीन द्वारा वीर्य संकलित किया जाता है।

❖ इसमें इलेक्ट्रोड को गुदा मार्ग द्वारा अंदर कर सहायक ग्रंथियों मे हल्का बिजली का लगभग 50 वॉट का झटका तीस सेंकड के लिए देते हैं व वीर्य को संकलित करते हैं।

❖ इस विधि का लाभ यह है कि जो सांड पैरों की चोट व अधिक

आयु हो जाने के कारण प्राकृतिक संभोग में असमर्थ होते हैं, जिनके अनुवांषिक गुण अच्छे होते हैं उनमें वीर्य किया जा सकता है।

❖ इस विधि द्वारा संकलित वीर्य में सहायक ग्रंथियों द्वारा स्त्रावित द्रव की मात्रा अधिक होती है।

4. कृत्रिम योनि विधि :–

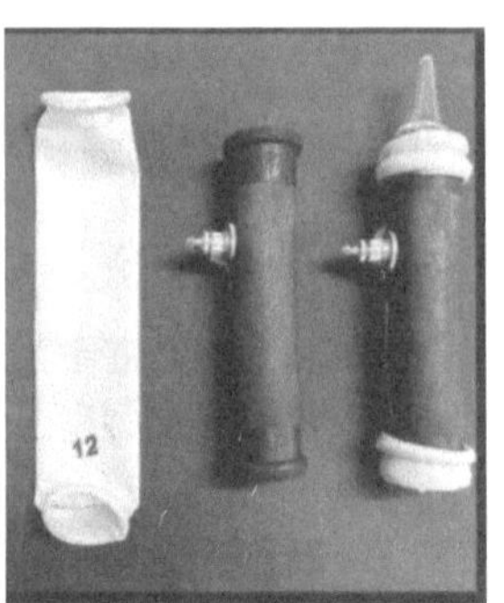

❖ कृत्रिम योनि विधि इनमें से मुख्यतः इस्तेमाल में लाई जाने वाली विधि है।

❖ कृत्रिम योनि बनााने के लिए उपयोगी भाग / चीजें हैं

→ सख्त रबर सिलेंडर (बाल्व के साथ)

→ लेटेक्स रबर सिलेंडर

→ लैटेक्स कोन

→ काँच या प्लास्टिक की ट्यूब

→ इंसुलेटिंग थैली

→ जेली

सख्त रबर सिलेंडर के अंदर लेटेक्स रबर सिलेंडर को डालकर दोनों छोरों पे कस देते हैं। इसके पष्चात् बाल्व से गर्म पानी डालते हैं, जिसका तापमान 45 से 50 डिग्री सेल्सियस के बीच होना चाहिए। इसके बाद लैटैक्स कोन के चौड़े वाले भाग को दूसरे छोर पे कस देते है तथा सकरे छोर पे काँच की ट्यूब को कस देते हैं। इसके पष्चात् कोन वाले वाले छोर को काँच की ट्यूब के साथ इंसुलेटिंग थैली से ढक देते हैं। वीर्य संकलन करने के पूर्व ये सुनिष्चित करते है कि कृत्रिम योनि का तापमान 42 से 45 डिग्री सेल्सीयस के बीच हो व कृत्रिम योनि पूर्णतः संक्रमण रहित होनी चाहिए।

वीर्य परीक्षण साक्षात दृष्य / सूक्ष्म वीर्य परीक्षण

1. साक्षात दृष्य

2. रंग

3. सांद्रता

4. पी.एच.

वीर्य का रंग :–

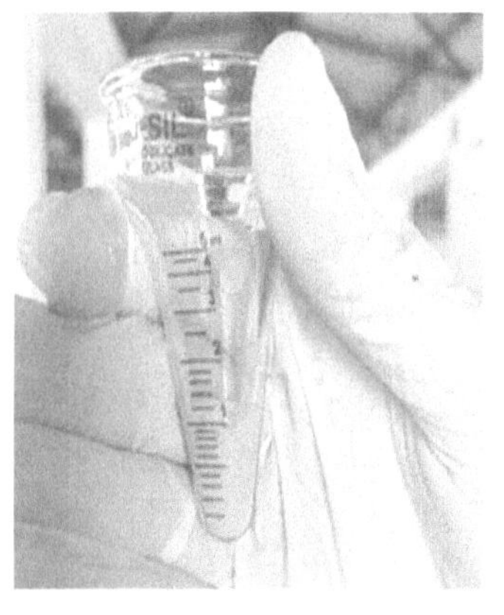

❖ वीर्य का रंग सामान्यतः दूधिया सफेद होता है।

❖ असमान्य रंग जैसे लाल, पीला होना किसी प्रकार का आंतरिक अंगो मे घाव व संक्रमण को दर्षाते हैं।

❖ सामान्य रंग/आयतन असमान्य रंगवीर्य की सांद्रता शुक्राणुओं की संख्या को दर्षाती है।

❖ वीर्य की सांद्रता कम होना शुक्राणुओं की संख्या में कमी व दव्य की अधिकता को दर्षाता है, जिसके कारण गर्भ ठहरने में कठिनाई होती है।

❖ सफलतापूर्वक निषेचन होने व गर्भ ठहरने के लिए दस मिलियन गतिषील शुक्राणुओं की आवष्यकता होती है। पीएच को लिट्मस पेपर की सहायता से पता लगा सकते हैं, सामान्यतः वीर्य का पीएच लगभग तटस्थ (न्यूट्रल) होता है। पीएच का अम्लीय व क्षारीय होने असमान्य तत्वों का जमाव व संक्रमण को दर्षाता है।

वीर्य संरक्षण :–

❖ वीर्य को सूक्ष्म दर्षीय परीक्षण व रासायनिक परीक्षण पष्चात् हिमकरण करने के लिए तरल नत्रजन पात्र में (–196 सेल्सीयस तापमान) संरक्षित किया जाता है।

वीर्य स्ट्रॉ के रंग :–

❖ पहचान के लिए सांड की संख्या, वीर्य संकलन दिनाँक, नस्ल आदि अंकित होते हैं।

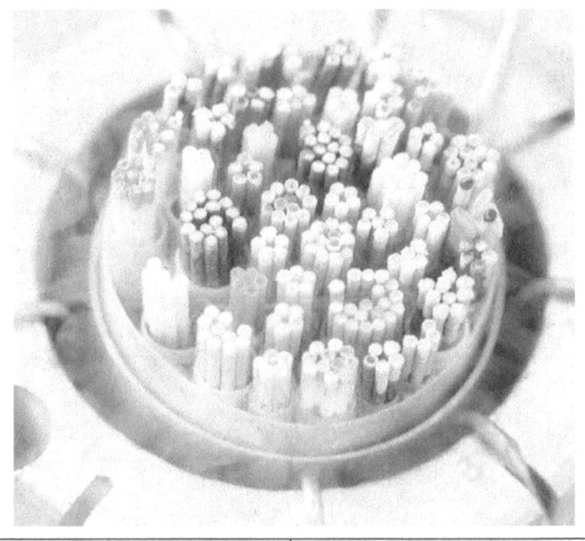

क.	रंग	नस्ल
1.	ग्रे	भैंस
2.	नारंगी	देसी नस्ल
3.	गुलाबी	एच एफ
4.	पीला	जर्सी
5.	हरा	एच एफ क्रॉस
6.	हल्का गुलाबी	जर्सी क्रॉस

कृत्रिम गर्भाधान की विधियाँ

उच्च कोटी के नर पषु से वीर्य एकत्रित करके मादा पषु की प्रजनन नली में रखने की प्रक्रिया को कृत्रिम गर्भाधान कहते है।

वीर्य का एकत्रीकरण व संरक्षण

- प्रषिक्षित किए गए सांड़ो से कृत्रिम विधि द्वारा वीर्य एकत्रित किया जाता है।

- एकत्रित किए वीर्य का स्थूल व सूक्ष्म परीक्षण किया जाता है।

- स्थूल परीक्षण में वीर्य के रंग आयतन गाढ़ापन आदि का बारीकी से परीक्षण किया जाता है।

- सूक्ष्म परीक्षण में सूक्ष्मदर्षी की सहायता से संख्या, गति,जीवित व मृत शुक्राणुओं का अनुपात, विकृतियों आदि आते है।

- वर्तमान में विकसित नयी तकनीकों द्वारा शुक्राणु के अडांणु के निषेचित की क्षमता भी पता लगाई जा सकती है।

वीर्य का द्रवीकरण –

- यदि वीर्य हिमकृत (संरक्षण की विधि) है तो उसे प्रयोग करने से पहले सामान्य ताप में लाया जाता है। इसे थाइंग कहते है।

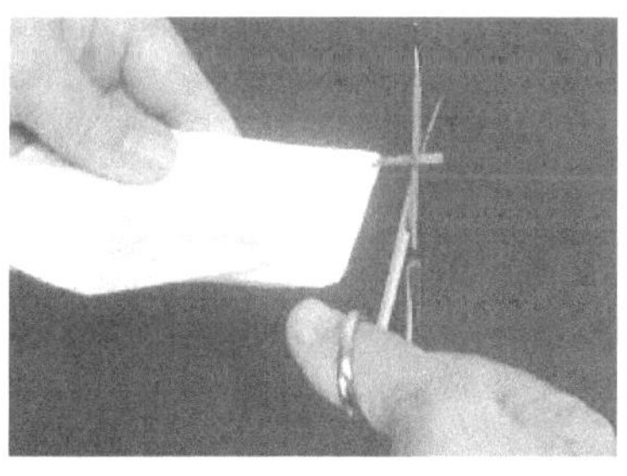

- इसमें एक बीकर में 37 डिग्री सेल्सीयस तापमान पर पानी लेते है व हिमकृत वीर्य के तृण को तरल नाइट्रोजन कंटेनर से निकालकर बीकर में 15 से 30 सेकेंड के लिए डालते है।

- बाद में तृण को बाहर निकालकर सुखा लेते है।

वीर्य तृण को कृत्रिम गर्भाधान गन में भरना :–

– कृत्रिम गर्भाधान गन एक 18–19 इंच लम्बी धातु की नली होती है। जिसके अन्दर पिस्टन लगा होता है व एक सिरे पर प्लास्टिक का छल्ला होता है।

– विगलन के बाद वीर्य तृण का फैक्टरी प्लग वाला सिरा गन के अंदर रखा जाता है व पॉलिविनाइल से सील वाला सिरा गन से बाहर रखते है व बाहर वाले सिरे को कैंची से समकोण में काट देते है व प्लास्टिक की आवरण को कृत्रिम गर्भाधान गन के ऊपर चढ़ाते है।

कृत्रिम गर्भाधान की विधि :–

1. वैजाइनल स्पैकुलम विधि

• इसमें वीर्य को कृत्रिम गर्भाधान गन द्वारा पषु की गर्भाषय ग्रीवा में रखा जाता है।

• इस विधि में स्पैकुलम का प्रयोग करके योनि को बाहर से खोला या फैलाया जाता है तथा वीर्य को गर्भाषय ग्रीवा में छोड़ देते है।

2. गुदा मार्ग विधि :–

• प्रायः रेक्टोव्हेजायनल पद्धति का ही उपयोग किया जाता है क्योंकि इस पद्धति के अनेक लाभ हैं। यह पद्धति सरल भी है। विषेषकर हिमीकृत वीर्य उपयोग तो इसी पद्धति से करना संभव है, क्योंकि हिमीकृत वीर्य से 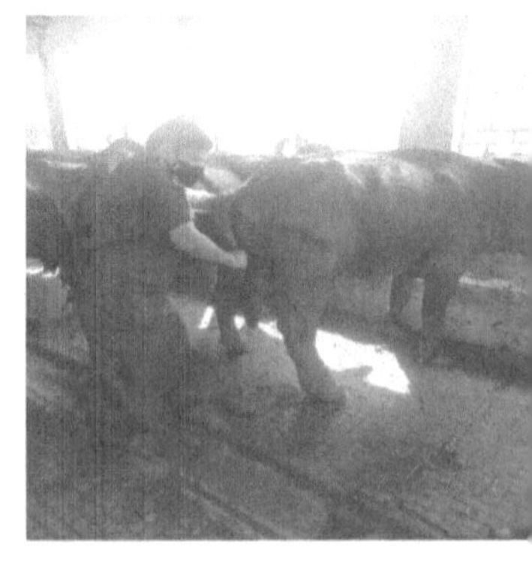 कृत्रिम गर्भाधान के लिये वीर्य ग्रीवा के अग्रिम भाग में ही छोड़ा जाता है।

- इस विधि में कृत्रिम गर्भाधान तकनीषियन अपने बाँये हाथ को साबुन, पानी या तेल से चिकना करके उसे कृत्रिम गर्भाधान के लिए मादा पषु की गुदा में डालता है व गर्भाषय ग्रीवा को हाथ से पकड़ लेता है।

- अब वह दूसरे हाथ में कृत्रिम गर्भाधान गन को योनि में प्रविष्ट कराते हुए उसे ग्रीवा तक पहुंचाता है व गुदा में स्थित हाथ को अंगूठे की सहायता से गन को ग्रीवा के बाहरी द्वार में प्रविष्ट कराता है।

- इसके बाद ग्रीवा की सम्पूर्ण लंबाई को पार कराते हुए गन के सिरे को गर्भाषय की बॉडी मे पहुंचाया जाता है।

- अब दाहिने हाथ से पिस्टन दबाकर गन में भरे वीर्य को वहाँ छोड़ दिया जाता है व फिर गन बाहर निकाल ली जाती है।

कृत्रिम गर्भाधान के लाभ

- श्रेष्ठ गुणों के सांड़ का अधिक से अधिक प्रयोग।
- धन व श्रम की बचत (पषुपालक को साण्ड पालना आवष्यक नहीं)
- उत्तम नस्ल व गुणों वाले साड़ के वीर्य का प्रयोग विदेषों व दूर—दराज तक किया जा सकता है।
- विकलांग, बूढ़े, घायल साण्ड़ो का प्रयोग किया जा सकता है।
- संक्रामक रोगो के फैलने से बचाया जा सकता है।
- प्रजनन रिकार्ड रखना आसान होता है।

कृत्रिम गर्भाधान की सीमाएं

- प्रषिक्षित व्यक्ति की आवष्यकता।
- विषेष यंत्रों की आवष्यकता अनिवार्य है।
- असावधानी बरतने व सफाई का विषेष ध्यान न रखने से गर्भधारण

दर में कमी आ सकती है।

रेक्टोव्हेजायनल पद्धति	व्हेजायनल स्पेकुलम पद्धति
1. पशु में गर्भधारण हुआ है अथवा नहीं यह विदित हो जाता है।	1. इस पद्धति से यह संभव नही होता है।
2. गर्भावस्था में कृत्रिम गर्भाधान करने की गलती नहीं होती है।	2. गर्भावस्था में कृत्रिम गर्भाधान करने की गलती होती है।
3. पशु सही ऋतु पर है अथवा नहीं यह निश्चित रूप से विदित होता है	3. पशु के प्रजनेन्द्रिय की जाँच नहीं होती है। पशु ऋतु पर है अथवा नहीं यह विदित नहीं होता है।
4. पीपेट को ग्रीवा में यथा स्थान तक पहुंचाना संभव होता है।	4. ग्रीवा के सिर्फ पिछले भाग में पिपेट लगती है।
5. इस पद्धति के कारण कांच की पिपेट टूटने की संभावना कभी नहीं रहती।	5. स्पेकुलम के कारण काँच की पिपेट लगती है।
6. वीर्य यथास्थान पर पहुँचना निश्चित होता है।	6. वीर्य वेजायनल में ही गिर जाता है।
7. वेजायनल स्पेकुलम की आवष्यकता नहीं होती है।	7 वेजायनल स्पेकुलम आवश्यक होता है।
8. सिरिंज और पिपेट का निर्जीवीकरण करना सरल होता है।	8. सिरिंज और पिपेट के अतिरिक्त निर्जीवीकरण करना होता है, जो कठिन होता है
9. पशु के प्रजनेन्द्रियों को कोई हानि नहीं होती है।	9. स्पेकुलम से पशु के व्हेजायना(योनि) को हानि हो सकती है।

10. पषु को इस पद्धति से कोई कष्ट नहीं होता ।	10. पषु को इस पद्धति से अधिक कष्ट होता है।
11. इस पद्धति से कृत्रिम गर्भाधान करने पर उसमें अधिक सफलता प्राप्त होती है ।	11. इस पद्धति से कृत्रिम गर्भाधान करने पर उससे कम सफलता प्राप्त होती है।

उपरोक्त कारणों से व्हेजायनल स्पेकुलम पद्धति का उपयोग कृत्रिम गर्भाधान करने के लिये कम लाभदायक है। इसलिये हर समय रेक्टोव्हजायनल पद्धति से ही कृत्रिम गर्भाधान करने का प्रयत्न करना चाहिये। यह पद्धति सरल और अधिक लाभदायक है।

कृत्रिम गर्भाधान तकनीक/विधि

मादा पषु में कृत्रिम गर्भाधान के लिए कौषल, पर्याप्त ज्ञान, अनुभव एवं धैर्य अतिआवश्यक है। दोषपूर्ण कृत्रिम गर्भाधान मादा पषु को गाभिन करने के प्रयासों को गहरा आघात पहुँचा सकता है। उच्च कोटि के वीर्य को मादा की जननेन्द्रिय में सही स्थान पर डालने से उत्तम कंसेप्षन (गर्भधारण) दर प्राप्त की जा सकती है।

पुरानी पद्धति में कृत्रिम गर्भाधान में वीर्य को मादा पषु की योनि तक पहुँचाया जाता था जैसा कि प्राकृतिक समागम में होता है जो उपयुक्त नहीं है। इन परिस्थतियों में प्रजनन क्षमता कम रहती है। शुक्राणुओं की संख्या अधिक लगती है एवं संक्रमण का खतरा रहता है। वर्तमान में रेक्टों–वेजायनल तकनीक कृत्रिम गर्भाधान के लिए सर्वाधिक उपयोग में लाई जाने वाली विधि है।

चूंकि गर्भाषय का शारीरिक भाग छोटा होता है अतः इस बात का विषेष ध्यान रखना चाहिए कि वीर्य संचालन के दौरान केथेटर ज्यादा दूरी तक न चले जाए अन्यथा गर्भाषय को क्षति पहुँचने का गभीर खतरा बना रहता है।

रेक्टो–वेजाइनल तकनीक एक कठिन विधि है परन्तु सर्वाधिक सफल होने के कारण काफी प्रचलित है। अगर साफ–सफाई एवं सावधानियों का विषेष ध्यान रखा जाए तो इस विधि द्वारा मादा पषुओं में जननेन्द्रिय रोगों के फैलने का खतरा नही होता ।

कृत्रिम गर्भाधान की रेक्टोवेजायनल तकनीक से उत्तम जनन क्षमता प्राप्त करने के लिए निम्नलिखित बातों का ध्यान रखना आवश्यक है।

- सावधानीपूर्वक कार्य करें, अत्याधिक बल का प्रयोग न करें।

- गर्भाधान की प्रक्रिया दो चरणों में पूर्ण होती है। प्रथम चरण में वीर्य वाहक नलिका (केथेटर) को गर्भाषय ग्रीवा तक लाया जाता है एवं द्वितीय चरण में गर्भाषय ग्रीवा को वीर्यवाहक नलिका के ऊपर लाया जाता है।

- वीर्य का कुछ भाग गर्भाषय एवं बाकी भाग गर्भाषय ग्रीवा में जमा करें।

- पूर्ण प्रक्रिया के दौरान संयम बरतें एवं अल्प समय लेते हुए कार्य पूर्ण करें।

- गर्भाधान सही समय पर अर्थात ए.एम./पी.एम. नियम अनुसार करें।

सफल कृत्रिम गर्भाधान के लिए मादा में ऋतु/गर्मी के लक्षणों का उचित समय पर पहचान होना अतिआवश्यक है। पषु के बड़े समूहों के लिए या बड़ी डेयरियों में इस कार्य हेतु एक व्यक्ति (जो इस कार्य में पारंगत हो) को अलग से यह जिम्मेदारी दी जा सकती है। उचित समय पर ऋतुमयी मादा को पहचानना एवं कुशल कृत्रिम गर्भाधान से उत्तम प्रजनन दर एवं आर्थिक लाभ प्राप्त होता है।

वीर्य परीक्षण एवं संरक्षण

वीर्य परीक्षण

- **साक्षात दृष्य– रंग, सांद्रता, पी.एच.**
- **सूक्ष्म वीर्य परीक्षण**

सकल मूल्यांकन आम तौर पर वीर्य की गुणवत्ता का एक मोटा विचार प्राप्त करने और बैल की वीर्य उत्पादन क्षमता का आकलन करने के लिए किया जाता है। यह प्रजनन स्वास्थ्य और किसी वीर्य देने वाले जानवर की रोग संबंधी स्थितियां के बारे में भी काफी अच्छा विचार देता है

वीर्य के सकल मूल्यांकन के तहत निम्नलिखित दर्ज किए गए हैं:

1 वीर्य का रंग और उपस्थिति

2 वीर्य की मात्रा

3 वीर्य का पीएच

4 वीर्य की स्थिरता /वीर्य घनत्व

5 विदेशी पदार्थ की उपस्थिति

6 सकल गतिशीलता

1. वीर्य का रंग और रूप

विभिन्न प्रजातियों में वीर्य का सामान्य रंग नीचे उल्लिखित है:

प्रजाति	वीर्य रंग
1. बैल	दूधिया सफेद
2. भैंस बैल	दूधिया सफेद से मलाईदार सफेद
A. सूअर	
• पूर्व–शुक्राणु	• अंश पारभासी
• शुक्राणु समृद्ध अंश	• सफेद अपारदर्शी

• शुक्राणु अंश के बाद शुक्राणु	• पूर्व अंश के समान लेकिन कम पारभासी होता है
B. स्टालियन /धोडा स्खलन में मूत्रमार्ग के संकुचन के परिणामस्वरूप 6–9 जेट होते हैं • पूर्व–शुक्राणु अंश • शुक्राणु समृद्ध अंश • पोस्ट शुक्राणु अंश • अंतिम शिश्न ड्रिप	 • पानी • दूधिया गैर चिपचिपा • अत्यधिक चिपचिपा • पानी
C. भेड़	दूधिया सफेद या पीला मलाईदार
D. बकरा	भूरा, सफेद या पीला
E. ऊंट	सफेद मलाईदार से भूरा, पारभासी

सामान्यतः दूधिया सफेद होता है। असामान्य रंग जेसे लाल, पीला होना किसी प्रकार का आंतरिक अंगों में घाव व संक्रमण को दर्षाते है। सामान्य रंग/आयतन, असामान्य वीर्य की सांद्रता षुक्राणुओं की संख्या को

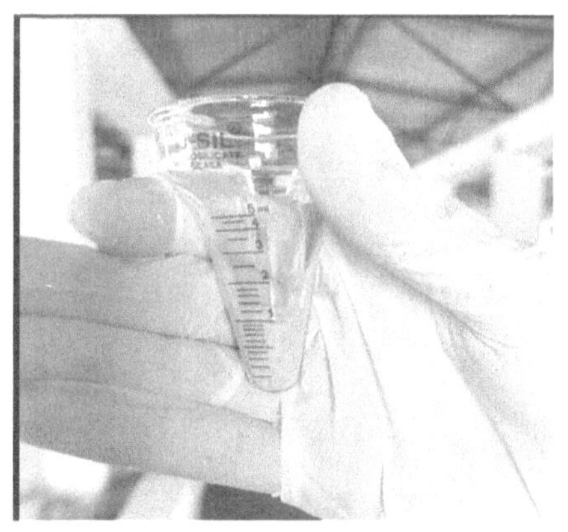

भी दर्षाती है। वीर्य की सांद्रता कम होना शुक्राणुओं की संख्या में कमी व द्रव्य की अधिकता को दर्षाता है, जिसके कारण गर्भ ठहरने में कठिनाई

होती है। सफलतापूर्वक निषेचन होने व गर्भ ठहरने के लिये दस मिलियन गतिषील शुक्राणुओं की आवष्यकता होती है। पीएच को लिट्मस पेपर की सहायता से पता लगा सकते है। सामान्यतः वीर्य का पीएच लगभग तटस्थ (न्यूट्रन) होता है। पीएच का अम्लीय व क्षारीय होने असामान्य तत्वों का जमाव व संक्रमण को दर्षाता है।

वीर्य के किसी भी असामान्य रंग को ध्यान से देखा और रिकॉर्ड किया जाना चाहिए और इस तरह के वीर्य के नमूनों को कृत्रिम गर्भाधान कार्यक्रमों में उपयोग के लिए आगे संसाधित नहीं किया जाना चाहिए। निम्नलिखित विचलन उनमें से प्रत्येक के खिलाफ उल्लिखित असामान्यताओं के कारण वीर्य के रंग में देखा जा सकता है:

वीर्य का रंग	संभावित कारण
लाल गुलाबी	प्रजनन पथ में रक्तस्राव
हल्का पीला रंग	मूत्र के साथ संदूषण
भूरा	अस्वास्थ्यकर संग्रह या मल के साथ संदूषण
ईंट लाल	ऑर्काइटिस
पीला	मवाद से दूषित

2. वीर्य की मात्रा

वीर्य की मात्रा वीर्य संग्रह के तुरंत बाद दर्ज की जाती है, अधिमानतः वीर्य संग्रह एक स्नातक संग्रह ट्यूब में किया जाना चाहिए ताकि संग्रह के तुरंत बाद मात्रा दर्ज की जा सके। वीर्य की मात्रा मौसम, आयु, काम के बोझ और संयम चढ़ाने के प्रभाव से प्रभावित होती है। मूत्र (यूरोस्पर्मिया), रक्त (हेमोस्पर्मिया) या मवाद (पाइपोस्पर्मिया) के साथ वीर्य के संदूषण के

मामले में वीर्य की मात्रा में महत्त्वपूर्ण वृद्धि दर्ज की जाती है। वीर्य की कम मात्रा वृद्धावस्था के बैल, अपर्याप्त चिढ़ाने और वृषण रोटेशन जैसी कुछ नैदानिक स्थितियों में भी देखी जा सकती है। सामान्य वीर्य की दर्ज की गई मात्रा विभिन्न प्रकार के पशुओं की प्रजातियों में निम्नलिखित शामिल हैं

प्रजाति	वीर्य की मात्रा (मिली)
बैल 1. यूरोपीय नस्लें	6—12
2. स्वदेशी नस्लें	3—5
भैंस बुल्स	1.3—4.5
सूअर	240—250
अश्व/स्टालियन/घोडा	60—100
भेड़	0.5—2
ब्करा	0.5—2
ऊंट	2—10
कुत्ता	2—10

3. वीर्य का पीएच

वीर्य का पीएच लिटमस पेपर या पीएच मीटर द्वारा संग्रह के तुरंत बाद दर्ज किया जाता है। एकल इलेक्ट्रोड पीएच मीटर पीएच के निर्धारण के लिए सबसे उपयुक्त और सबसे सटीक तरीका है। उत्कृष्ट वीर्य के नमूने बैल में 6.4—6.5 और भैंस बैल में 6.8—7.2 का पीएच देंगे जबकि खराब गुणवत्ता वाले वीर्य तटस्थता की ओर पीएच दिखाते हैं। अधूरे स्खलन, बैल और पैथोलॉजिकल का व्यापक उपयोग जैसी स्थितियों में वृषण वीर्य नलिकाएं एम्पुले को प्रभावित करने वाली स्थितियां, वीर्य का पीएच (7 या अधिक) बढ़ जाएगा।

4. वीर्य का परासरण

वीर्य के नमूने की परासरता को ऑस्मोमीटर द्वारा मापा जाता है। हाइपोटोनिसिटी शुक्राणु कोशिका में पानी के प्रसार के कारण शुक्राणु कोशिका विशेष रूप से पूंछ की सूजन और विरूपण का कारण बनेगी। यह अंततः प्लाज्मा झिल्ली के टूटने का कारण बन सकता है। परासरण में कमी यूरोस्पर्मिया के कारण हो सकती है। हाइपरटोनिसिटी शुक्राणु कोशिकाओं के निर्जलीकरण का कारण बनती है जो शुक्राणु कार्यों पर प्रतिकूल प्रभाव डालती है।

5. वीर्य की संगति/वीर्य घनत्व

वीर्य में पूरे स्खलन में समरूप स्थिरता होनी चाहिए और यहां तक कि सबसे छोटा दृश्य अंतर मवाद जैसे संदूषण को इंगित करता है। वीर्य की स्थिरता का आकलन संग्रह ट्यूब को थोड़ा झुकाकर और प्राकृतिक प्रकाश के खिलाफ वीर्य के घनत्व को देखकर किया जाना चाहिए।

संगति	अपेक्षित शुक्राणु एकाग्रता
पानी	400 मिलियन शुक्राणु/एमएल
दूधिया	400–800 मिलियन शुक्राणु/एमएल
पतली मलाईदार	800–1200 मिलियन शुक्राणु/एमएल
मलाईदार	1200 मिलियन शुक्राणु/एमएल
मोटी मलाईदार	2000 मिलियन शुक्राणु/एमएल

वीर्य घनत्व का मूल्यांकन समान रूप से किया जाता है और स्वीडिश के अनुसार वर्गीकृत किया जाता है।

संगति	अपेक्षित शुक्राणु एकाग्रता
डी	400 मिलियन शुक्राणु/एमएल से कम
डीडी	400–800 मिलियन शुक्राणु/एमएल
डीडीडी	800–1200 मिलियन शुक्राणु/एमएल
डीडीडीड	1200 मिलियन शुक्राणु/एमएल से ऊपर

6. विदेशी पदार्थ की उपस्थिति

वीर्य के नमूने किसी भी विदेशी पदार्थ से मुक्त होने चाहिए। यदि कोई विदेशी मामला मौजूद है तो यह आगे की प्रक्रिया के लिए वीर्य की अनुपयुक्तता को इंगित करता है।

- वीर्य में गुलाबी या लाल रंग उपस्थिति ग्लान्स लिंग या मूत्रमार्ग की छोटी यांत्रिक चोटों को इंगित करता है, यह वीर्य में समान रूप से मिश्रित नहीं हो सकता है।

- भूरा रंग जननांग पथ के गहरे हिस्सों में रोगग्रस्त स्थिति से उत्पन्न विघटित रक्त को इंगित करता है और यह अक्सर वीर्य में समान रूप से फैल जाएगा।

- ताजा एकत्र किए गए वीर्य में संग्रह ट्यूब को झुकाकर मवाद को पीले, भूरे या हरे रंग की गुच्छे के रूप में तलछट में देखा जा सकता है और यह कुछ समय बाद मवाद बैठ जाता है मवाद की उपस्थिति जननांग पथ में दमनकारी सूजन या संक्रमण को इंगित करती है।

7. सकल गतिशीलता

स्वच्छ वीर्य की एक बूंद को एक साफ कांच की स्लाइड पर रखा जाता है और इसे प्रकाश के स्रोत के ऊपर रखा जाता है और करीब से

अवलोकन करने पर 'तरंग जैसी' आंदोलनों को नग्न आंखों से देखा जा सकता है। इस प्रकार की स्थूल गतिशीलता केवल साधारण अच्छे वीर्य के नमूने में देखा जा सकता है।

वीर्य संरक्षण– वीर्य को सूक्ष्म दर्षीय परीक्षण व रासायनिक परीक्षण पष्चात् हिमकरण करने के लिए तरल नत्रजन पात्र में (–196 डिग्री सेल्सीयस तापमान) संरक्षित किया जाता है।

वीर्य को तरल करने की विधि एवं संरक्षण

वीर्य के तनुकरण का मुख्य उद्देश्य है कि उसका आयतन बढ़ाया जा सके और अधिक से अधिक मादा पशु को गर्भित किया जा सके।

- वीर्य को पतला करने के लिए अनेक रासायनिक घोल उपलब्ध है।

- वीर्य रखने के लिए तनुकरण के लिए ई.वाई.सी. घोल का उपयोग होता है। इस रासायनिक घोल में वीर्य को तनु करके सफलतापूर्वक दो से तीन दिन तक फ्रिज के तापक्रम पर सुरक्षित रखा जा सकता है।

अब हमारे देश में हिमकृत वीर्य का उपयोग शुरू हो गया है, जिससे वीर्य को वर्षों तक सुरक्षित रखा जा सकता है। वीर्य में यह समस्या होती है कि वीर्य एकत्र करने के उपरांत यदि समुचित संख्या में मादा पशु गर्भित कराने के लिए उपलब्ध न हो तो वीर्य खराब हो जाता है और उसे फेंक दिया जाता है। इस समस्या का समाधान हिमकृत वीर्य से किया गया है। इसमें वीर्य को मूल्यांकन करने के उपरान्त छोटी–छोटी ट्यूब में भरकर तरल नाईट्रोजन में हिमकृत किया जाता है, फिर उसका भण्डारण किया जाता है और आवश्यकता पड़ने पर उसे निकालकर 37 डिग्री सेल्सीयस पर तरल करके उपयोग में लाते हैं, इससे वीर्य का शत प्रतिशत उपयोग होता है। सांड के मर जाने पर भी उसका वीर्य वर्षों तक भण्डारित रहता है, जिससे सन्तान उत्पन्न होती रहती है। वीर्य को इस रूप से आसानी से बहुत अधिक दूरी तक एक स्थान से दूसरे स्थान तक भेजा भी जा सकता है।

वीर्य संकलन एवं कृत्रिम गर्भाधान केन्द्र की स्थापना

❖ वीर्य संकलन केन्द्र एक ऐसा स्थान है जहां अच्छी गुणवत्ता वाले वीर्य को इकट्ठा करने के उद्देष्य से वैज्ञानिक तरीके से उच्च पदचिह्न वाले सांडो को रखा जाता है।

❖ वीर्य संकलन केन्द्र को शहर के बाहर स्थापित करना चाहिए, जहाँ प्रदूषण कम हो और अन्य जानवरों व अपरिचित व्यक्तियों का प्रवेष प्रतिबंधित हो।

❖ वीर्य संकलन केन्द्र में दिन–प्रतिदिन के कार्य को सुचारू रूप से संचालन के लिए पर्याप्त जगह होनी चाहिए।

❖ 24 घंटे बिजली और पानी की व्यवस्था होनी चाहिए।

❖ केन्द्र में अलग से बछड़ो का बाड़ा होना चाहिए जहाँ बछड़ो को छः महीने तक रखा जाता है। फिर छः महीने बाद उनको दूसरे बाड़ा में बारह से पन्द्रह महीने तक रखा जाता है इसके बाद फिर उन्हें प्रषिक्षण और वीर्य संकलन के लिये मुख्य केन्द्र में स्थानांतरित कर दिया जाता है।

❖ हर बाड़ा में जानवरों की बीमारियों की जाँच होनी चाहिए और केवल संक्रमण से ग्रसित जानवर को दूसरे बाडे में स्थानांतरित किया जाना चाहिये।

❖ सभी प्रकार के परिवहन एवं दूरभाष की सुविधा होनी चाहिए।

वीर्य संकलन/कृत्रिम गर्भाधान के घटक :–

वीर्य संकलन केन्द्र में निम्नलिखित आवास की आवष्यकता होती है।

– सांड़ का बाड़ा

– वीर्य संकलन बाड़ा

– वीर्य मूल्यांकन और प्रसंस्करण प्रयोगशाला

– हिमीकृत वीर्य का भंडारण क्षेत्र

– गुणवत्ता नियंत्रण प्रयोगशाला

– चारे का भंडारण क्षेत्र

– बीमार जानवर के लिए अलग से बाड़ा

– संगरोघ बाड़ा नये जानवर के लिए ।

– जानवरों के व्यायाम के लिये खुला संरक्षित क्षेत्र ।

– वीर्य संकलन केन्द्र में काम करने वाले लोगों के लिए अलग से आवास की व्यवस्था ।

सांड़ के लिए आवास :–

→ बाड़े के अन्दर दो पंक्ति प्रणाली रखना चाहिए जहाँ एक जानवर का मुख दूसरे जानवर के मुख के सामनें हो तथा दोनो जानवरों के बीच में लगभग दो मीटर दूरी होना चाहिए। इस तरह बांधने से बाड़े की साफ–सफाई करने में काफी आसानी होती है और जल की निकासी भी आसानी हो जाती है।

→ यह व्यवस्था बाड़े की आसानी से साफ–सफाई एवं सांड को भोजन खिलाने के लिए सही रहता है।

→ सांड़ को धूप और ठंडी हवाओं से बचाने के लिए बाड़ा को उत्तर–पश्चिम से दक्षिण–पूर्व दिषा में होना चाहिए।

→ सांड़ के बाडे का क्षेत्रफल 16′–16′ फिट का होना चाहिए तथा साथ में 16′–20′ फिट का खुला हुआ क्षेत्र भी होना चाहिए।

→ यह खुला हुआ क्षेत्र सांड़ को प्राकृतिक व्यायाम और सूर्य के संपर्क में आने में मदद करता है। सांड़ को रोज एक से डेढ़ किलोमीटर

व्यायाम करवाना चाहिए लेकिन प्रतिकूल मौसम में नहीं करना चाहिए।

→ छत की ऊँचाई 10'–12 फुट होना चाहिए ताकि कमरे में पर्याप्त प्रकाश एवं हवा का आदान प्रदान आसानी से होता रहे।

→ पड़ोसी सांड़ से अनुचित उत्तेजना से बचाने के लिए बाड़े के अन्दर कम से कम 6 फिट ऊँची दीवार होनी चाहिए। यह ऊँचाई सांड़ को एक पंक्ति से दूसरी पंक्ति में कूदने से रोकने में सहायक होती है।

→ जल निकासी की अच्छी व्यवस्था होनी चाहिए।

→ बाड़े के सभी कोनों की बेहतर साफ–सफाई और कीटाणुनाषक दवा का छिड़काव करना चाहिए। बाड़े की दिवारों को चूने से पुताई कराना चाहिए।

वीर्य संकलन बाड़ा :–

→ वीर्य संकलन के लिए ट्रेविस की संख्या निर्धारित करना चाहिए।

→ वीर्य संकलन का निर्माण इस तरह से होना चाहिए कि यह सूर्य के प्रकाश और धूल के संपर्क को रोक सके।

→ वीर्य संकलन बाड़े का तल फिसलन रहित होना चाहिए।

→ वीर्य संकलन बाडा सांड़ के बाड़े के बगल में होना चाहिए लेकिन सांड़ पर बेहतर नियत्रंण रखने के लिए पर्याप्त जगह होनी चाहिए।

→ ठंड एवं गर्म हवा और बारिष से भी बचाव की व्यवस्था करना चाहिए।

→ बाड़े के तल की जगह 8–9 मीटर होना चाहिए जहाँ पर दो बार वीर्य संकलन किया जा सके।

→ वीर्य संकलन बाडे के तल में रेत व मिट्टी को फैला देना चाहिए।

→ वीर्य संकलन के समय अपरिचित सांड़ और नये व्यक्तियों का बाडे

में प्रवेष प्रतिबंधित होना चाहिए।

वीर्य मूल्याकंन और प्रसंस्करण प्रयोगषाला :–

→ वीर्य मूल्याकंन एवं प्रसंस्करण प्रयोगषाला सांड़ के बाडे के पास होना चाहिए क्योंकि एक बार जब वीर्य एकत्र हो जाता है उसे तुरंत जांच के लिए प्रयोगषाला में भेज दिया जाना चाहिए।

→ प्रयोगषाला में अपरिचित व्यक्तियों के प्रवेष पूर्णतः प्रतिबंधित होना चाहिए ।

→ वीर्य प्रसंस्करण प्रयोगषाला की वीर्य स्तुति के समय बंद कर देना चाहिए। प्रयोगकर्ता के अलावा अन्य व्यक्तियों का प्रवेष प्रतिबंधित कर देना चाहिए ।

→ प्रसंस्करण प्रयोगषाला में स्टारालाईज कक्ष, कपड़े धोने का कक्ष, कृत्रिम योनि कक्ष, वफर एवं मद तैयारी कक्ष, भंडारण कक्ष, मूल्यांकन और प्रसंस्करण कक्ष, कार्यालय एवं अभिलेख कक्ष होना चाहिए। एक कक्ष अलग से भी होना चाहिए जहाँ पर कपड़े बदले जा सकें।

→ प्रयोगषाला को स्वच्छ एवं धूलरहित रखना चाहिए व साफ–सफाई पर विषेष ध्यान देना चाहिए।

→ प्रयोगषाला का तापमान 22–25 डिग्री सेल्सियस होना चाहिए ।

→ वॉष वेसिन और पानी निकासी की सुविधाओं के साथ पानी की आपूर्ति अच्छी होनी चाहिए।

→ प्रयोगषाला के दीवारों में बारिष के पानी का रिसाव नहीं होनी चाहिए अन्यथा सूक्ष्मजीवो के बढ़ने की आषंका ज्यादा होती है।

कृत्रिम गर्भाधान बाडा

→ बाड़ा ऐसी जगह पर होना चाहिए जहाँ सांड़ आसानी से आ जा सके और सांड़ सुरक्षित महसूस करे तथा संभोग करने में समर्थ हो।

→ बारिष और तेज धूप से बचाने के लिए बाडे में छत होनी चाहिए ।

→ बाडे में फर्ष की सफाई हेतु पानी की अच्छी आपूर्ति व जल निकासी की उचित व्यवस्था होनी चाहिए।

→ वीर्य मूल्यांकन प्रसंसकरण प्रयोगषाला से कृत्रिम गर्भाधान क्षेत्र की दूरी ज्यादा नही होनी चाहिए।

चारा एवं चारे के लिए भण्डार कक्ष :–

→ चारे की भण्डार की उचित व्यवस्था होनी चाहिए जिससे आपात स्थिति के दौरान यह उपयोगी हो सके।

→ चारे का भण्डारण ऐसी जगह पर करना चाहिए जहाँ पानी व नमी के कारण चारा खराब न हो।

→ भण्डारण कक्ष का दरवाजा चौड़ा होना चाहिए।

→ दाने को भण्डारण बैग में भरकर तखत पर या अन्य जगह पर जो जमीन से लगभग 6 फिट ऊचाई पर हो उस पर रखना चाहिए।

वीर्य संकलन केन्द्र के लिए आवष्यक उपकरण :–

→ सूक्ष्मदर्षी

→ लेमिनर वायु प्रवाह

→ युक्तियों कें साथ पाइप

→ टेस्ट ट्यूब

→ जल उष्मक

→ वीर्य मंद

→ शीतक यंत्र

→ उपकरण पेटिका विसंक्रमित में सामान को रखने के लिए

→ हॉट एयर ओवन

→ यू.वी. लैम्प विसंक्रमित करने के लिए

→ कृत्रिम योनि

→ श्रेणीवद्ध वीर्य संकलन शीषियां

→ जैविक प्रषीतक,

→ वातानुकूलक

→ बड़ा पात्र

→ बर्फीली रैक

→ चुंबकीय बिलोड़क

→ काँच फनल हिमो साइटोमीटर, ग्लास स्लाइड टेस्टट्यूब

→ तापमापक

→ छन्ना कागज

रसायन :–

1. ट्रिस

2. साइट्रिक एसिड

3. फ्रक्टोज

4. पेनिसिलिन जी सोडियम

5. स्टेप्टोमाइसिन सल्फेट

6. ईओसिन दाग

7. फार्मालिन

8. पोटेषियम परमैग्नेट

कृत्रिम गर्भाधान हेतु उपयोग में आने वाले उपकरण एवं उनका रखरखाव

कृत्रिम गर्भाधान करने हेतु कृत्रिम गर्भाधान तकनीषियन द्वारा हिमीकृत वीर्य का उपयोग सामान्यतः गुदा–योनी तकनीक से किया जाता है। इसके लिये निम्नलिखित उपकरणों का उपयोग किया जाता है।

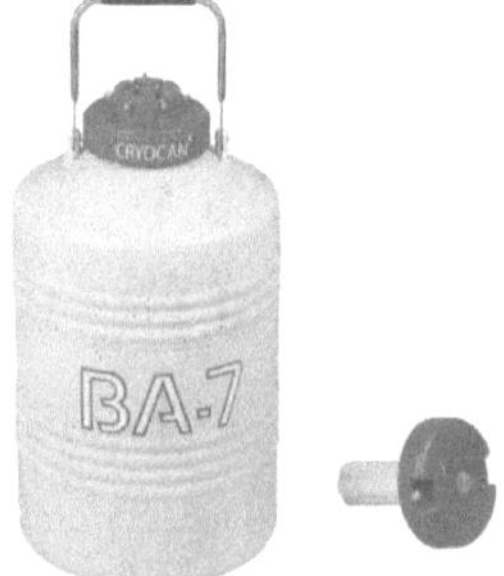

1. **तरल नत्रजनपात्र** –तरल नत्रजनपात्र का उपयोग सिमनस्ट्रा, तरल नत्रजन रखने व परिवहन एवं स्थानांतरण के लिये किया जाता है।

- **तरल नत्रजनपात्र का रखरखाव –**

1. क्रायोकेन हवादार या रोषनदान युक्त कमरे में रखना चाहिये।

2. ऐसा करना वर्जित है–

(क) पात्र को घसीटना नहीं चाहिये।

(ख) पात्र को लुढ़काना नहीं चाहिये।

(ग) पात्र के ऊपर दूसरा पात्र नहीं रखना चाहिये।

(घ) पात्र को आग के पास नहीं रखना चाहिये।

(ङ) पात्र का ढ़क्कन समकोण में खोलना चाहिए।

3. जब क्रायोक्रेन का उपयोग नहीं करना है, तब ढक्कन हमेषा बंद रहना चाहिये।

4. निरंतर पात्र की जाँच करना चाहिये, यदि ठंड की वजह से पात्र के गर्दन के बाहर वाष्प जम रही है तो पात्र मेरिसन (लीकेज) हो सकता है। अतः ऐसे तरल नत्रजन पात्रों को या तो ठीक कराना

चाहिये या उसे उपयोग में नहीं लाना चाहिये।

5. क्षतिग्रस्त पात्र की मरम्मत वेल्डिंग आदि से नहीं करवाना चाहिए।

6. पात्र के ऊपर संस्था का नाम या अन्य जानकारी को खुरचना नहीं चाहिये।

2. कृत्रिम गर्भाधान षीथ खोल–

कृत्रिम गर्भाधान प्लास्टिक शीथ खोल का उपयोग ए.आई. गन को कवर करने, गंदगी व संक्रमण को फैलने से रोकने के लिये किया जाता है। इसका नीचे का 0 आकार रिंग शीथ को नीचे ए.आई. गन से फिक्स रखता है। शीथ का बाहरी भाग चिकना होना चाहिये, जिससे मादा जननांग में गन पास करते समय कोई चोट न लगे। सिमेन डिपोजशन के बाद सिमेनस्ट्रा का फेक्टी सील शीथ के तले भाग में एडेप्टर की मदद से रह जाता है। शीथ फैक्ट्री से निर्जलिकृत एवं अच्छे से प्लास्टिक के कवर में पैक होकर भेजे जाते है। पैकेट से एक बार में एक ही शीथ उपयोग के लिये निकाले जाते है जिससे संक्रमण को रोका जा सके एवं उपयोग के बाद डिस्पोज कर दिया जाता है। शीथ को डिस्पोज करने का सर्वोत्तम तरीका इसे जलाना होता है।

3. कैंची/स्ट्रॉकटर –

यह स्टेनलेस स्टील का बना 10 सेमी. लंबा एवं एक छोर नुकीला कैंची का उपयोग सीमेन स्ट्रा के ऊपरी छोर को काटने के लिये उपयोगी होता है। कैंची के एक नुकीले छोर का उपयोग शीथ के बेस को काटने के लिये किया जाता है, जिससे शीथ को गन के नीचे छोर में फिक्स करने के लिये किया जाता है। आजकल कैंची की जगह आमतौर पर लोग स्ट्रॉ कटर का उपयोग करते है। वीर्य को समकोण पर काटा जाना चाहिए।

4. सीमेन स्ट्रॉ निकालने की चिमटी

यह स्टेनलेस स्टील का बना 15 से 20 सेमी. लंबा, सीधा चिमटी का उपयोग सीमेन स्ट्रा को निकालने व पकड़ने के लिये किया जाता है। इसका ब्लेड फ्लेट, टिप (अंतिम छोर) की तरफ संकरा एवं फिसलने वाला नहीं होना चाहिए। इसका उपयोग तरल नत्रजनपात्र से गोबलेट को पात्र के गले तक लाकर बिना बाहर निकाले सीमेन स्ट्रॉ को निकालने के लिये किया जाता है। चिमटी का आकार ऐसा होना चाहिये कि एक बार में एक ही स्ट्रॉ बिना दूसरे स्ट्रॉ को छुये पकड़ में आना चाहिये।

5. डिपस्टिक (तरल नत्रजन मापक छड़ी)–

इसका उपयोग तरल नत्रजन में तरल नत्रजन की मात्रा एवं स्तर देखने के लिये किया जाता है। इसकी लंबाई कम से कम 1 मीटर होनी चाहिये।

6. थाइंग करने क लिये बर्तन

कृत्रिम गर्भाधान करने के लिये वीर्य स्ट्रा को नत्रजन पात्र से बाहर निकालने के बाद थाइंग करने में किया जाता है जिससे हिमीकृत वीर्य सामान्य तरल अवस्था में आ सके। सामान्यतः क्षैतिज थाइंग को प्राथमिकता दी जाती है। थांइग के समय यह ध्यान देना होता है कि वीर्य स्ट्रॉ पूर्ण रुप से पानी में डूबा होना चाहिये। इसके लिये कोई भी बर्तन जो काम में आ सके एवं उपयोग में लाया जा सकता है।

उपयोग में आने वाले उपकरण की सफाई एवं देखभाल–

उपयोग में आने वाले सभी प्रकार के उपकरण की सफाई एवं देखभाल अच्छे से करना चाहिये, जिससे गाय के मादा जननांग में किसी प्रकार की चोट व संक्रमण न हो। कृत्रिम गर्भाधान में उपयोग में आने वाले उपकरण साफ–सुथरे होने चाहिये। कृत्रिम गर्भाधान कार्यकर्ता जो एक फार्म से दूसरे फार्म में कृत्रिम गर्भाधान के लिये जाते है, इससे उनके हाथ, कपड़े एवं

जूते के माध्यम से संक्रमण फैलने के ज्यादा संभावना होती है, इस पर विषेष ध्यान देना चाहिये। कृत्रिम गर्भाधान के दौरान उपयोग में लाये जाने वाले सभी उपकरणों का एब्सलूट अल्कोहल द्वारा 24 घंटे के पूर्व निर्जन्तुकरण करना आवष्यक होता है। जिससे कि उपकरण पर अल्कोहल का जरा भी अंष न रहे। कृत्रिम गर्भाधान में सभी उपकरणों का स्टरीलाईजेषन करने के बाद ही उसका कृत्रिम गर्भाधान किया तो पषुओं के प्रजनन अंगों में बीमारियाँ हो जाने के कारण कृत्रिम गर्भाधान सफल नहीं हो सकते हैं।

हिमीकृत वीर्य स्ट्रॉ

परिचय

- क्रायोप्रेजर्वेशन स्ट्रॉ एक छोटा भंडारण उपकरण है जिसका उपयोग तरल नमूनों के क्रायोजेनिक भंडारण के लिए किया जाता है, अक्सर बायोबैंक या नमूनों के अन्य संग्रह में। उनका सबसे आम अनुप्रयोग इन—विट्रो निषेचन के लिए शुक्राणु के भंडारण के लिए है।

- आदर्श रूप से ऐसे स्ट्रॉ ऐसी सामग्री से बने होने चाहिए जो रासायनिक रूप से निष्क्रिय, जैव—संगत हों और उनमें भौतिक विशेषताएं हों जो उन्हें अति—निम्न तापमान और उनके भंडारण की स्थिति द्वारा बनाए गए दबावों के लिए प्रतिरोधी बनाती हैं, जिसके परिणामस्वरूप तरल पदार्थ और तरल नाइट्रोजन का विस्तार होता है।

- एक बार जब नमूना पुआल में पेश किया जाता है तो दोनों छोरों को एक विशिष्ट उपकरण का उपयोग करके थर्मल रूप से सील कर दिया जाता है, आमतौर पर उपभोज्य के निर्माता द्वारा आपूर्ति की जाती है।

- तिनके को तब त्रिकोणीय के भीतर संग्रहीत किया जाता है, जो बदले में बेलनाकार या चौकोर कंटेनरों में फिट होते हैं जिन्हें गोब्लेट्स के रूप में जाना जाता है। फिर इन्हें अल्ट्रा—लो तापमान फ्रीजर या तरल नाइट्रोजन टैंक के भीतर उसी के मैट्रिक्स में व्यवस्थित किया जाता है।

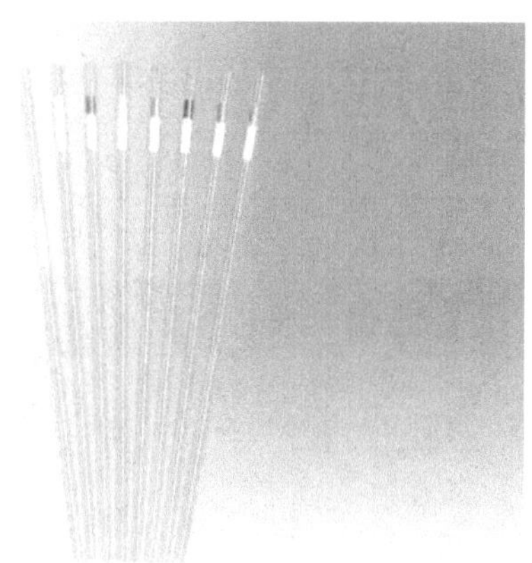

वीर्य के तिनके के प्रकार

वीर्य के प्रकार	मात्रा (एमएल)	उपयोगी मात्रा (एमएल)	लंबाई (मिमी)	सतह क्षेत्र (मिमी2)
फ्रेंच मीडियम स्ट्रॉ	0—5	0—48	133	1152
फ्रेंच मिनी स्ट्रॉ	0—25	0—23	133	823
जर्मन मिनी ट्यूब	0—25	0—23	65	555

वीर्य स्ट्रॉ का रंग

नस्ल	रंग
जर्सी	पीला
होल्स्टीन	गुलाबी
देशी	संतरा
HF क्रॉसब्रीड	हल्का हरा

जर्सी क्रॉसब्रीड	सैल्मन
सुनंदिनी	नीला
भैंस	ग्रे

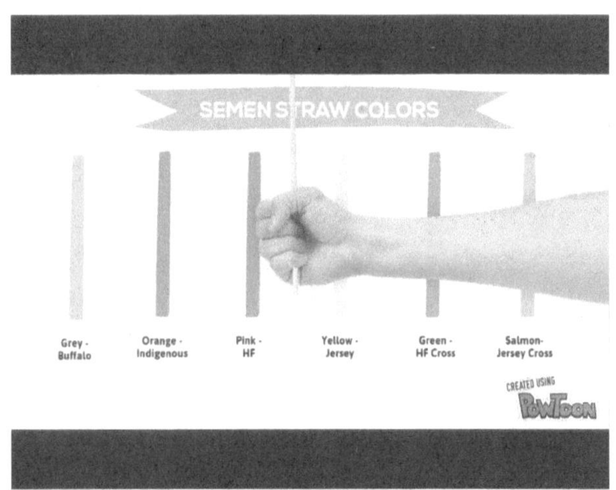

जमे हुए वीर्य की पैकिंग प्रणाली

जमे हुए वीर्य के विभिन्न पैकिंग सिस्टम हैं:

- स्ट्रॉ विधि

- गोली विधि

- स्ट्रॉ विधि

1. स्ट्रॉ विधि

➤ तरल वीर्य के भंडारण के लिए प्लास्टिक के तिनके की शुरुआत का पता डेनमार्क में 1940 में लगाया गया।

➤ 1960 में एडलर ने तरल नाइट्रोजन वाष्प का उपयोग करके स्ट्रॉ में वीर्य को जमने के लिए तकनीक विकसित की। 1965 में कैसौ ने पॉलीविनाइल क्लोराइड से बने फ्रेंच स्ट्रॉ के लिए इस तकनीक को

संशोधित किया।

➢ बेहतर फ्रीजेबिलिटी के कारण इस विधि को अन्य तरीकों के कई फायदे मिले हैं क्योंकि वीर्य को पतली फिल्म में संसाधित किया जाता है, जिसमें मात्रा अनुपात में अधिक क्षेत्र होता है, जिससे तेजी से गर्मी विनिमय और बेहतर पुनरुद्धार दर सक्षम होती है।

➢ पहचान विवरण आसानी से पुआल पर मुद्रित किया जा सकता है और इसके लिए कम भंडारण स्थान की आवश्यकता होती है।

➢ फ्रेंच स्ट्रॉ आजकल दुनिया भर में व्यापक रूप से उपयोग किए जाते हैं।

➢ फ्रेंच स्ट्रॉ में दो छोर होते हैं। निर्माता के अंत को निर्माता द्वारा पॉलीविनाइल अल्कोहल पाउडर (पीवीए) के एक स्तंभ द्वारा अलग किए गए दो सूती धागे द्वारा सील कर दिया जाता है और प्रयोगशाला के अंत को खुला छोड़ दिया जाता है।

➢ अल्ट्रासोनिक कंपन और दबाव द्वारा या मैन्युअल रूप से पीवीए द्वारा स्वचालित भरने और सीलिंग मशीन का उपयोग करके वीर्य भरने के बाद प्रयोगशाला के अंत को सील कर दिया जाता है।

जमे हुए वीर्य के स्ट्रॉ का पिघलना

➢ अधिकतम वीर्य की गुणवत्ता बनाए रखते हुए जमे हुए वीर्य को तरल अवस्था में परिवर्तित करने की प्रक्रिया को विगलन कहा जाता है।

➢ विगलन की प्रक्रिया उतनी ही महत्वपूर्ण है जितनी कि ठंड में नुकसान की समान संभावना है ठंड और विगलन में वीर्य की गुणवत्ता। इसलिए, यह सुनिश्चित करने के लिए विगलन करते समय बहुत सावधानी बरतनी चाहिए कि यह शुक्राणु की गुणवत्ता के न्यूनतम नुकसान के साथ किया जाता है।

➤ विगलन के दो तरीके हैं:

1. **शीघ्र विगलन**

2. **धीमी गति से विगलन**

➤ विगलन की प्रत्येक विधि की प्रभावशीलता विस्तारक संरचना और ठंड प्रक्रिया पर निर्भर करती है।

➤ अंगूठे का नियम यह है कि तेजी से ठंड दरों में तेजी से विगलन की आवश्यकता होती है। विगलन प्रक्रिया के बावजूद, शुक्राणु की चोट तब हो सकती है जब वीर्य को पिघलना के बाद गलत तरीके से संभाला जाता है।

➤ पुआल खोले जाने पर वीर्य के साथ पानी के संपर्क की संभावना से बचने के लिए गर्म पानी में पिघले हुए स्ट्रॉ को अच्छी तरह से सुखाया जाना चाहिए ठंड की चोट के जोखिम को कम करने के लिए पिघले हुए वीर्य के तापमान में उतार–चढ़ाव से बचा जाना चाहिए और गर्भाधान से गर्भाधान तक के अंतराल को न्यूनतम रखा जाना चाहिए क्योंकि शुक्राणु के बाद का अस्तित्व पुआल में कम होता है।

➤ वांछित वीर्य पुआल के साथ कनस्तर में कनस्तर की पहचान करें। कनस्तर को कनस्तर की गर्दन तक उठाएं। एक चतमबववसमक संदंश के साथ कनस्तर से वांछित पुआल उठाओ. पुआल को हिलाएं 1–2 सेकंड के लिए धीरे से हवा में। इसके बाद निम्नलिखित में से किसी एक को तुरंत किया जाना चाहिए

➤ 5 सेकंड (रैपिड विगलन) के लिए 70 ˚C पर बनाए गए स्टिरर के साथ पानी के स्नान में पुआल को डुबोएं।

➤ पुआल को 30–60 सेकंड (धीमी विगलन) के लिए 35–37 ˚C पर

बनाए गए स्टिरर के साथ पानी के स्नान में डुबोएं।

➢ वीर्य के स्ट्रॉ को बाहर निकालें। इसे पोंछ कर सुखा लें। प्रयोगशाला के अंत में पुआल पकड़ो. प्रयोगशाला के अंत में हवा की जगह बनाने के लिए इसे एक झटके से हिलाएं। प्रयोगशाला के अंत में बनाए गए वायु स्थान पर समकोण पर पुआल को काटें। एआई बंदूक में लोड करें और गर्भाधान के लिए आगे बढ़ें या वीर्य को एक बाँझ चीनी ट्यूब में खाली करें और वीर्य मूल्यांकन के लिए आगे बढ़ें।

वीर्य के स्ट्रॉ के पिघलने के दौरान विचार किए जाने वाले महत्वपूर्ण

➢ तापमान भिन्नता से बचने के लिए नियमित आधार पर विगलन के लिए उपयोग किए जाने वाले पानी के तापमान को मापने के लिए उपयोग किए जाने वाले थर्मामीटर को कैलिब्रेट करें।

➢ वीर्य को कभी भी अपनी जेब में या अपनी हथेली में रगड़कर पिघलाएं क्योंकि इस प्रक्रिया में से किसी में भी विगलन तापमान बनाए नहीं रखा जाता है और विगलन बहुत धीमा होता है और इससे व्यवहार्य शुक्राणुओं की उत्तरजीविता में कमी आएगी।

➢ एक कागज तौलिया के साथ पिघलने के बाद वीर्य के भूसे को पूरी तरह से सूखा दें क्योंकि पानी शुक्राणु कोशिकाओं के लिए घातक है। पिघले हुए तिनके की संख्या उस मात्रा से अधिक नहीं होनी चाहिए जिसका उपयोग अगले 5–10 मिनट के भीतर किया जा सकता है। पिघलने के लिए उपयोग किए जाने वाले पानी की मात्रा पूरे भूसे को डुबाने के लिए पर्याप्त होनी चाहिए।

➢ विगलन के लिए उपयोग किए जाने वाले पानी को विगलन के दौरान उत्तेजित किया जाना चाहिए ताकि पुआल समान रूप से

वांछित तापमान पर पिघल जाए। यह विशेष रूप से अधिक महत्वपूर्ण हो जाता है जब एक समय में कई तिनके पिघल जाते हैं ताकि तिनके एक साथ चिपके और जमने से बच सकें। यह जमे हुए वीर्य के तिनके को इसके चारों ओर एक ठंडा क्षेत्र बनाने और वांछित तापमान (37°C) पर विगलन को रोकने का कारण बनता है।

वीर्य के स्ट्रॉ का भरना मैनुअल विधि

➢ भरने की मैनुअल विधि के लिए वैक्यूम पंप, भरने वाली कंघी, रबर ट्यूब, स्ट्रॉ क्लिप और पॉलीविनाइल अल्कोहल पाउडर (PVA) की आवश्यकता होती है।

➢ स्ट्रॉ क्लिप का उपयोग करके तिनके (15 मध्यम या 20 मिनी) को एक साथ क्लिप किया जाता है। कटे हुए तिनके को कोल्ड हैंडलिंग कैबिनेट में 5 डिग्री सेल्सियस तक ठंडा किया जाता है।

➢ क्लैंप में तिनके भरने वाली कंघी (नोजल के पास कारखाने की सील) पर फिट होते हैं, जो बदले में रबर ट्यूब के माध्यम से वैक्यूम पंप के लिए तय होते हैं।

➢ वीर्य को बब्बलर के स्थान में रखा जाता है और वैक्यूम पंप को संचालित करके और धीरे–धीरे पुआल के खुले छोर को डुबोकर भरा जाता है।

➢ नकारात्मक दबाव के कारण वीर्य तिनके में खींच लिया जाता है। कारखाने की सील में दो अलग–अलग बैंडों की उपस्थिति तिनके के पूर्ण भरने का संकेत देती है।

➢ पुआल के खुले सिरों को बब्बलर के दांतों पर धकेलकर सभी भरे हुए तिनकों में एक समान वायु स्थान बनाया जाता है।

➢ उपयोग के बाद बब्बलर और स्नान को छोड़ दिया जाता है। ठंड के

दौरान वीर्य के विस्तार की अनुमति देने के लिए वायु स्थान की इस छोटी मात्रा की आवश्यकता होती है।

➢ इसकी अनुपस्थिति में जमे हुए वीर्य द्वारा सीलिंग को बाहर धकेल दिया जाएगा।

➢ इसके अलावा यह वायु क्षेत्र गर्भाधान से पहले पुआल काटने के समय वीर्य के साथ कैंची के संपर्क को भी रोकता है, इस प्रकार संभावित संदूषण को रोकता है।

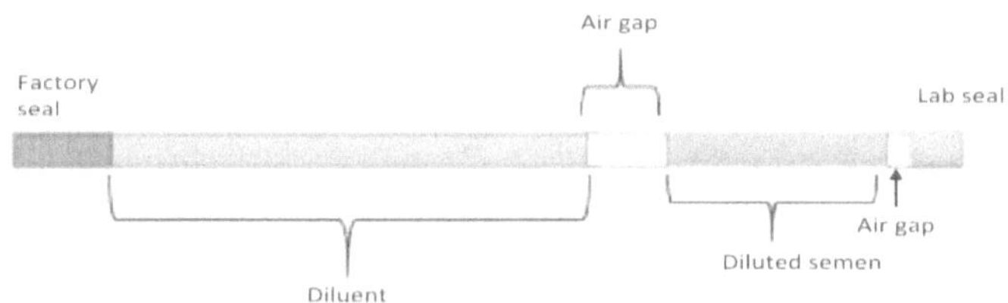

स्ट्रॉ की सीलिंग (मैनुअल विधि)

➢ सीलिंग पाउडर पीवीए 10 अलग—अलग रंगों में उपलब्ध है।

➢ फ्रेंच स्ट्रॉ 16 अलग—अलग रंगों में उपलब्ध हैं।

➢ दोनों का संयोजन 160 सकारात्मक पहचान का आश्वासन देता है।

➢ सीलिंग पाउडर 4–5 मिमी की मोटाई प्रदान करने के लिए एक साफ ग्लास डिश पर फैला हुआ है।

➢ भरे हुए तिनके के खुले सिरों को पाउडर में डुबोया जाता है और जब पाउडर पुआल में 4–5 मिमी प्रवेश करता है तो एक संतोषजनक सील बनाई जाती है।

➢ इसे 'प्रयोगशाला सील' के रूप में जाना जाता है जो एकल बैंड के रूप में दिखाई देगा।

➢ इसके तुरंत बाद सील करने के बाद स्ट्रॉ के सीलबंद सिरे को फर्म सीलिंग के लिए 10 मिनट के लिए 20 डिग्री सेल्सियस पर पानी के स्नान में रखा जाता है।

➢ फिर तिनके को निकालकर पानी पोंछकर तिनके की छपाई के लिए भेजा जाता है। यह सीलिंग को मजबूत बनाने की अनुमति देता है, और सिरों पर अतिरिक्त पाउडर पानी के स्नान के नीचे गिर जाता है। भरने और सीलिंग का पूरा संचालन क्लोड हैंडलिंग कैबिनेट के भीतर 5 डिग्री सेल्सियस पर किया जाना है।

मशीन द्वारा भरना और सील करना

➢ वीर्य भरने और सील करने के लिए स्वचालित भरने और सीलिंग मशीन भी उपलब्ध है। स्वचालित भरने और सील मशीन भरने और सील करने के साथ किया जाता है। यह मैनुअल विधि से तेज है।

➢ दोनों ऑपरेशन कम समय के भीतर और वीर्य की कम से कम हैंडलिंग के साथ किए जाते हैं। यह भरने और सील करने का आदर्श तरीका होगा जहां प्रतिदिन बड़े पैमाने पर ठंड लगाई जाती है। आईएमवी, फ्रांस की मशीन एमआरएस −1 एमआरएस −3 में 3600 और 12960 को भरने और सील करने की क्षमता है क्योंकि सीलिंग पुआल के अंत को संपीड़ित करके की जाती है। हाल ही में एमआरएस 5 लॉन्च किया गया है जो ऊपर से तेज है।

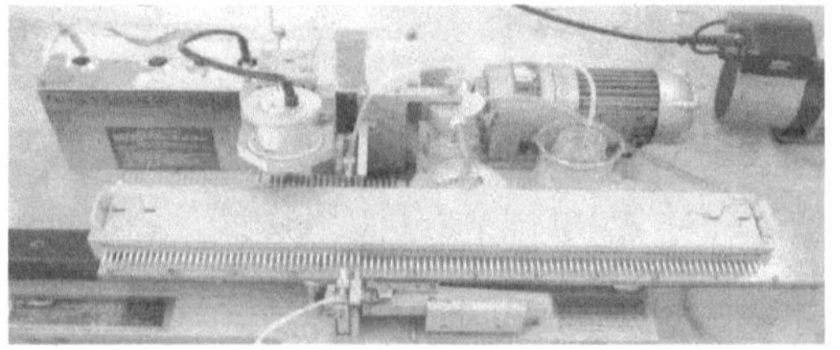

जानवरों के नर जननांगों की प्रजातिवार विशेषताएं

हॉर्मोन	प्रकार	नर में स्रोतः	मादा में स्रोतः	कार्य
प्रोजेस्ट्रॉन	स्टेरॉयड	अनुपलब्ध	• थेकल कोशिकाएं • बड़ी ल्यूटियल कोशिकाएं • कॉर्पस ल्यूटियम	• गर्भावस्था बनाए रखें
एस्ट्रोजन	स्टेरॉयड	सर्टोली सेल	• ग्रैनुलोसा सेल • रोमकूप	• एस्ट्रस संकेत • एलएच जारी करें
टेस्टोस्टेरोन	स्टेरॉयड	Leyding के अंतरालीय कोशिकाओं	अनुपलब्ध	• मर्दाना विशेषताएं। • शुक्राणु उत्पादन के लिए आवश्यक
जीएनआरएच (GnRH)	डेकापेप्टाइड	हाइपोथैलेमस	हाइपोथैलेमस	• एफएसएच और एलएच जारी करता है (ज्यादातर एलएच)
कूप उत्तेजक हार्मोन (FSH)	ग्लाइकोप्रोटीन	पूर्वकाल पिट्यूटरी	पूर्वकाल पिट्यूटरी	• मादा में कूप अतीत एंट्रल चरण का विकास। • पुरुष में शुक्राणु कोशिका उत्पादन को उत्तेजित करता है।
ल्यूटिनाइजिंग हार्मोन (LH)	ग्लाइकोप्रोटीन	पूर्वकाल पिट्यूटरी	पूर्वकाल पिट्यूटरी	• महिला – ओव्यूलेशन का

				कारण बनता है • महिला (कुछ में सीएल फंक्शन बनाए रखता है) • पुरुष – टेस्टोस्टेरोन को उत्तेजित करता है
प्रोलैक्टिन (PRL)	ग्लाइकोप्रोटीन	पूर्वकाल पिट्यूटरी	पूर्वकाल पिट्यूटरी	• महिला कुतों में ल्यूटोट्रोपिक
अवरोध (Inhibin)	प्रोटीन	सर्टोली कोशिकाएं	• रोमकूप– • ग्रैनुलोसा कोशिकाए	• पुरुष – शुक्राणु उत्पादन को कम करने के लिए एफएसएच को रोकता है • महिला– अधिक कूपिक विकास को रोकने के लिए एफएसएच को रोकता है
मानव कोरियोनिक गोनाडोट्रोपिन (एचसीजी) (hCG)	ग्लाइकोप्रोटीन	अनुपलब्ध	अनुपलब्ध	• घोड़ी और बिल्लियों में ओव्यूलेशन को प्रेरित करने के लिए उपयोग किया जाता है। • गायों में कूपिक अल्सर के लिए पुराना उपचार
इक्वाइन कोरियोनिक गोनाडोट्रोपिन (ईसीजी) (eCG)	ग्लाइकोप्रोटीन	अनुपलब्ध	• केवल घोड़ा– • एंडोमेट्रियल कप। • एंडोमेट्रियम में प्लेसेंटल वृद्धि।	

				• 30—120 दिनों की गर्भावस्था। • प्रतिरक्षात्मक रूप से सुस्त
मेलाटोनिन	इंडोल अमाइन	चीटीदार	चीटीदार	• मौसम
प्रोस्टाग्लैंडीन (PGF)	20 कार्बन एसिड	अनुपलब्ध	एंडोमेट्रियम	• सीएल का लसीका
ऑक्सीटोसिन	नॉनपेप्टाइड (9 एए)	अनुपलब्ध	पोस्टीरियर पिट्यूटरी	• दूध की सुस्ती। • ल्यूटोलिसिस।

विभिन्न जानवरों के मद की अवधि

प्रजाति	मद की अवधि	ओव्यूलेशन समय
गाय	14—18 घंटे	मद के अंत के बाद 12—18 घंटे
घोड़ी	4—7 दिन	मद के अंतिम 2 दिन
सुअर	2—3 दिन	मद के अंतिम दिन
भेड़	1—2 दिन	मद के अंतिम दिन
कुतिया	7—9 दिन	मद के पहले 3 दिन
बिल्ली	प्रेरित 4 दिन अगर मैथुन होता है वरनो 9—10 दिन	संभोग के एक दिन बाद

जानवरों के नर जननांगों की प्रजातिवार विशेषताएं

प्रजाति	साँड	स्टैलियन	सूअर	कुत्ता	बिल्ली
वृषण अभिविन्यास	पुच्छल नीचे	पुच्छल नीचे	पेरिनल	समतल	पेरिनल
एम्पुला	पुच्छल नीचे	पुच्छल नीचे	.	+	.
सेमिनल पुटिका	+	+	+	.	.
प्रोस्टेट ग्रंथि	+	+	+	+	+
बल्बोयूरेथ्रल ग्रंथि	+	+	++	.	+
लिंग प्रकार	फाइब्रोइलास्टिक	संवहनी	फाइब्रोइलास्टिक	संवहनी	संवहनी
मैथुन अवधि	1 सेकंड	20 सेकंड	6 मिन	20 मिन	1 सेकंड
महिला में वीर्य जमाव की साइट	योनि	गर्भाशय ग्रीवाध्गर्भाशय	गर्भाशय–ग्रीवा	योनि	योनि

www.ingramcontent.com/pod-product-compliance
Lightning Source LLC
LaVergne TN
LVHW031243190726
843493LV00010B/2987